மீன்... சமைக்கலாம் சுவைக்கலாம்!

விகடன் பிரசுரம்

ஆஸ்மி

மீன்

சமைக்கலாம் சுவைக்கலாம்!

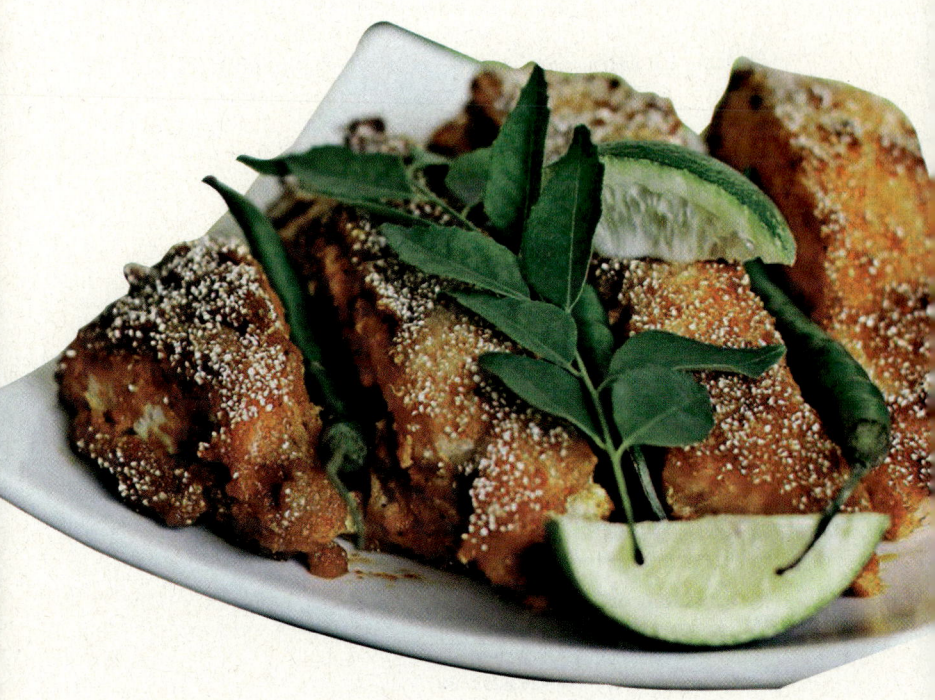

Title :
MEEN... SAMAIKALAM SUVAIKALAM

© M.SHAMSATH BEGAM

ISBN: 978-81-8476-552-6

விகடன் பிரசுரம்: **786**

நூல் தலைப்பு:
மீன்... சமைக்கலாம் சுவைக்கலாம்!

நூல் ஆசிரியர்:
© எம்.ஷம்ஷாத் பேகம் (ஆஸ்மி)

முதற்பதிப்பு : **டிசம்பர், 2013**

விலை : **₹ 95**

பதிப்பாளர்:
பா.சீனிவாசன்

முதன்மை உதவி ஆசிரியர்:
அ.அன்பழகன்

முதன்மை வடிவமைப்பு:
மு.ராம்குமார்

வடிவமைப்பு:
ப.ஷங்கர்

இந்தப் புத்தகத்தின் எந்த ஒரு பகுதியையும் பதிப்பாளரின் எழுத்துபூர்வமான முன் அனுமதி பெறாமல் மறுபிரசுரம் செய்வதோ, அச்சு மற்றும் மின்னணு ஊடகங்களில் மறுபதிப்பு செய்வதோ காப்புரிமைச் சட்டப்படி தடை செய்யப்பட்டதாகும். புத்தக விமரிசனத்துக்கு மட்டும் இந்தப் புத்தகத்திலிருந்து மேற்கோள் காட்ட அனுமதிக்கப்படுகிறது.

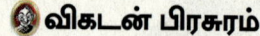

விகடன் பிரசுரம்
757, அண்ணா சாலை, சென்னை-600 002.
எடிட்டோரியல் பிரிவு போன்: 044-28524074 / 84
விற்பனை பிரிவு போன்: 044-42634283 / 84
e-mail: books@vikatan.com

பதிப்புரை

அசைவம் சாப்பிடுபவர்களில் மீனை விரும்பிச் சாப்பிடாதவர்கள் இல்லை. இறைச்சியைத் தொடாதவர்கள் கூட மீனைச் சாப்பிடுவார்கள்.

இந்த நூலில் மீன் சமையல் பக்குவத்தை விவரிக்கிறார் நூலாசிரியர் எம்.ஷம்ஷாத் பேகம்.

எந்த உணவுமே சுவையாகச் சமைப்பதில் பாதி நுட்பம் இருக்கிறது. மீதி பாதி அதற்காக சமையல் சாமான்களை தயாரிப்பதில் இருக்கிறது. மீனை செதில்கள் இல்லாமலும் முதலில் உரசிக்கொண்டும் முள் அகற்றியும் சமைப்பதற்கு முன் தயார் செய்துகொள்ள வேண்டும்.

மீன் வாடை போவதற்கு முன் முக்கியமாக மஞ்சள் தூள் பொடி போட்டு அலச வேண்டும்...

அதிகமாக வேக வைத்தால் மீன் பொடிப்பொடியாகிவிடும்...

போன்ற அத்தனை முன் ஏற்பாடுகளும் இந்த நூலில் சொல்லப்பட்டிருக்கின்றன.

இன்னின்ன சாமான்கள்தான் போட வேண்டும் என்று கண்டிப்பு இல்லாமல் தேவையான இடங்களில் வாசகர்கள் விருப்பப்படி மாற்று சாமான்களைப் போட்டுக்கொள்ள வழியும் சொல்லியிருக்கிறார்.

மீன் கண்ணுக்கு நல்லது என்பதால் மீனைச் சேர்க்காமல் அசைவ உணவு முழுமை பெறாது. டாக்டர்கள் கூட மீன் எண்ணெய் சாப்பிடச் சொல்கிறார்கள். ஆகவே மீனை உணவில் சேர்த்துக்கொள்ள வேண்டியது அவசியம்.

சமைத்துப் பாருங்கள்... சுவைப்பது சுலபம்.

முன்னுரை

ஒவ்வொரு வேளை உணவும் உடலுக்கு அவசியம் என்பதை சொல்லித் தெரிய வேண்டியதில்லை. காலை உணவு உடலுக்கும் மூளைக்கும் சிறந்த ஊட்டச் சத்தாகும். மதியம் சரியாக 12.30 மணியிலிருந்து 1.30-க்குள் சாப்பிடுவது ஆரோக்கியத்துக்கு நல்லது. இரவு உணவு நிம்மதியான நல்ல தூக்கத்துக்கு வழிவகுக்கும். உலகில் உள்ள உணவுகளிலேயே சமச் சீரான, சத்து மிகுந்த, எளிதில் செரிக்கக் கூடிய உணவு என்ற பெருமை இந்திய உணவுக்கு உண்டு.

நாம் அன்றாடம் உட்கொள்ளும் உணவை நல்ல முறையில் சத்தான வகையிலும் ருசியாகவும் சமைப்பது எப்படி என்பதை அறிந்துகொள்வது மிகவும் அவசியம். சமைக்கும்போது முக்கியமாகப் போதிய கவனம் செலுத்தித் தேவையான அளவு உப்பு, காரம் சேர்த்துச் சரியான பதம் பார்த்துச் சமைத்தாலே சமையல் சிறப்பாக அமையும்.

என்ன உண்பது என்பதைத் தேர்ந்தெடுப்பதிலும், உணவைச் சமைப்பதிலும், அதை உண்பதில்கூட அதிவேகத்தைக் கடைபிடித்து வரும் இன்றைய உலகில் தற்போது பலரும் நம் பாரம்பரிய சமையலை அறிந்துகொள்வதிலும், அதைச் சுவைப்பதிலும் ஆர்வம் காட்டி வருகின்றனர். அதிலும் அசைவ உணவைப் பாரம்பரிய முறைப்படி சமைக்க மிகுந்த ஆர்வம் காட்டி வருகின்றனர். அசைவ உணவில் ஆட்டு இறைச்சி, கோழி இறைச்சியைவிட, மீன் உணவு தனிச் சிறப்பு உடையது என்பதை பல்வேறு நாட்டினரும் வலியுறுத்தியுள்ளனர்.

நீங்கள் புத்திசாலியாக மாறவேண்டுமா, மீன் சாப்பிடுங்கள் என்கிறார்கள் ஸ்வீடன் நாட்டினர். கர்ப்ப காலத்தில் வாரம் இரண்டு முறையேனும் மீன் உண்ணும் தாய்மார்களின் குழந்தைகள் மிகவும் புத்திசாலியாக இருப்பார்கள் என அமெரிக்காவில் நடத்தப்பட்ட ஆய்வு ஒன்று தெரிவிக்கிறது. தாயின் உணவுப் பழக்கவழக்கத்துக்கும், பிறந்த குழந்தையின் வளர்ச்சிக்கும் இடையேயான ஒற்றுமை வேற்றுமைகளை குறித்து அமெரிக்காவில் ஆராய்ந்தபோது, மீனை அடிக்கடி உண்ணும் தாய்மார்களின் குழந்தைகள், மீன் உணவு உண்ணாத குழந்தைகளைவிட அறிவுக்கூர்மை அதிகம் உடையவர்களாக இருக்கிறார்கள். மீன் நல்ல உணவாகவும் இதய நோய்க்கு மருந்தாகவும் செயல்படுகிறது.

பாரம்பரிய மீன் சமையலை எல்லா மக்களும் சமைத்துச் சுவைக்க வேண்டும் என்ற ஆர்வத்தில் இந்த மீன், இறால் மற்றும் நண்டு சமையல் தொகுப்பை நூல் வடிவில் கொடுத்து இருக்கிறோம். இதில் இடம் பெற்றுள்ள அனைத்து சமையல் குறிப்புகளும் எங்களுடைய முன்னோர்களால் சமைக்கப்பட்டு, சுவைக்கப்பட்டு, படைக்கப்பட்ட பாரம்பரிய வகையாகும். அத்துடன் எங்கள் கைப்பக்குவத்துக்கு ஏற்பச் சில வகைகளைக் குறிப்பிட்டு இருக்கிறோம்.

இந்த சமையலில் சுத்தமான மிளகாய் பொடி, கொத்தமல்லி, தனியாப் பொடி, இயற்கைக் காய்கறிகள் பல சேர்க்கப்பட்டுள்ளன. வேறு கலர்ப் பொடிகளோ திரவங்களோ சேர்க்கப்படவில்லை.

இதை நீங்களும் சமைத்து, சுவைத்து உங்கள் கருத்துகளை வெளியிடுமாறு அன்புடன் கேட்டுக்கொள்கிறேன்.

பாரம்பரியமான இந்த சமையலில் எனக்கு உள்ள ஆர்வத்தை ஊக்கப்படுத்தி, என் சமையலை ருசித்து, தொடர்ந்து பாராட்டி வரும் என் கணவர் மற்றும் என் குடும்பத்தினருக்கு இந்த நேரத்தில் நன்றியைத் தெரிவித்துக்கொள்கிறேன். ஒவ்வொரு முறையும் வீட்டில் மீன் டிஷ் செய்தபோதெல்லாம் வீட்டிலுள்ளோரின் எனர்ஜி லெவல் அதிகமாகி அந்த என்கரேஜ்மென்டாலேயே இந்த சமையல் குறிப்பை எழுதத் தொடங்கினேன்.

இந்தப் புத்தகத்தை எழுத எனக்கு மிகவும் உறுதுணையாக இருந்த எனது மருமகள் ருக்ஷானாவுக்கு என் அன்பு வாழ்த்துகள்.

இந்தத் தொகுப்பை நூல் வடிவில் கொண்டு வந்த விகடன் பிரசுரத்துக்கு என் மனமார்ந்த நன்றியைத் தெரிவித்துக்கொள்கிறேன்.

இப்படிக்கு

எம்.ஷம்ஷாத் பேகம்

எம்.ஷம்ஷாத் பேகம் (ஆஸ்மி)

புதுக்கோட்டை மாவட்டம் அறந்தாங்கியில் பிறந்தவர் எம்.ஷம்ஷாத் பேகம் (ஆஸ்மி). E.K.R.K. சங்கு சோப் குடும்பத்தைச் சேர்ந்தவர். தற்போது சிவகங்கை மாவட்டம் திருப்பத்தூரில் வசித்து வருகிறார். குடும்பத் தலைவி. கணவர் முகமது காசிம் ஓய்வு பெற்ற தலைமையாசிரியர்.

பாரம்பரிய சமையல்களை சமைப்பதிலும் - குறிப்பாக மீன் உணவைச் சமைப்பதிலும் - அதைத் தனக்குப் பின், அடுத்த தலைமுறைக்கு, பிறருக்குச் சொல்லிக்கொடுப்பதில் மிகுந்த கவனமும் பிரயாசையும் கொண்டவர். வீட்டில் தயாரிக்கும் உணவில் கணவர் முதல் பேத்தி வரை என்ன ரியேக்ஷன் கொடுக்கிறார்கள் என்பதை முகக் குறிப்பை வைத்தே குறிப்பால் உணர்ந்து, சமையலில் விதவிதமாக முயற்சி செய்து தனக்கென ஒரு கைப்பக்குவத்தை வளர்த்துக் கொண்டவர். அந்தக் கைப்பக்குவமே குடும்பத்தினரையும் மற்றவரையும் ஈர்த்தது. குடும்பத்தின் சிலாகிப்பே, 'ஏன் இந்த மீன் சமையல் கைப்பக்குவத்தை புத்தகமாக எழுதக் கூடாது?' என்ற எண்ணத்தை விதைத்தது இவருக்குள்.

குடும்பத்தை கவனிப்பதில் தனிக் கவனம் செலுத்துபவர். புத்தகங்கள் படிப்பதில் மிகுந்த ஆர்வம். அவள் விகடனின் நீண்ட நாள் வாசகியான இவருக்கு இதுவே முதல் புத்தகம்.

இரண்டு மகன்கள் மற்றும் ஒரு மகள். இவரது செல்லப் பேத்தி ஆஸ்மின்.

உள்ளே...

மீன்

1.	தேங்காய்ப் பால் குழம்பு	12
2.	மீன் காரக் குழம்பு	14
3.	அயிரை மீன் குழம்பு	16
4.	விரால் மீன் குழம்பு	18
5.	மீன் மசாலா குழம்பு	20
6.	மீன் தக்காளி சாஸ்	22
7.	மீன் வறுவல் குழம்பு	24
8.	மீன் குருமா	26
9.	மீன் தலைக் குழம்பு	28
10.	மீன் கெட்டி குருமா	31
11.	மீன் தேங்காய்ப் பால் பொறியல்	34
12.	மீன் சம்பல்	36
13.	மீன் வறுவல் - 1	38
14.	மீன் வறுவல் - 2	40
15.	மீன் வறுவல் - 3	42
16.	மீன் பொடிமாஸ்	44
17.	மீன் கோலா வறுவல்	46
18.	மீன் பஜ்ஜி	48
19.	மீன் கட்லெட்	50
20.	மீன் வடை	52
21.	மீன் சாப்ஸ்	54
22.	மீன் சினைக் குழம்பு	56

23. சினை வறுவல்	58
24. மீன் பிரட் சாப்ஸ்	60
25. மீன் முட்டை பொடிமாஸ்	62
26. மீன் தோசை	64
27. மீன் கொத்து பரோட்டா	66
28. மீன் கார்ன் ஃப்ளவர் சாப்ஸ்	68
29. மீன் கார போண்டா	70
30. மீன் சினைப் பொடிமாஸ்	72
31. மீன் பிரியாணி	74

இறால்

1. தேங்காய்ப் பால் இறால் பொறியல்	78
2. இறால் பீர்க்கங்காய்ப் பொறியல்	81
3. இறால் கிரேவி	83
4. இறால் வறுவல்	85
5. இறால் பொடிமாஸ்	86
6. இறால் குழம்பு	88
7. இறால் பிரியாணி	90

நண்டு

1. நண்டு வறுவல்	94
2. நண்டு ரசம்	96
3. நண்டு கிரேவி	98
4. நண்டு சூப்	100
5. நண்டு பொறியல்	102

மீன்

1. தேங்காய்ப் பால் குழம்பு

தேவையானவை

மீன் துண்டு	- ½ கிலோ
தக்காளி பெரியது	- 2
பச்சை மிளகாய்	- 3
சின்ன வெங்காயம்	- 15
தேங்காய்	- 1 மூடி
பூண்டு	- 2 பல்
புளி	- சிறிய நெல்லிக்காய் அளவு
தனியா தூள்	- 2 டீஸ்பூன்
மஞ்சள் தூள்	- ¼ டீஸ்பூன்
மிளகாய்த் தூள்	- 1 டீஸ்பூன்
உப்பு	- தேவையான அளவு
எண்ணெய்	- 50 மில்லி

செய்முறை

தேங்காயைத் துருவி மிக்ஸியில் சிறிது தண்ணீர் விட்டு அரைத்து முதல் பால் கெட்டியாக ஒரு கிண்ணத்தில் எடுத்துக் கொள்ளவும். மறுபடி தண்ணீர் விட்டு 2 தடவை பால் எடுத்து அதில் புளி, உப்பை ஊறவைக்கவும்.

மீனை நன்றாகக் கழுவிக்கொண்டு துண்டு துண்டாக நறுக்கிக் கொள்ளவும். மீனுடன் புளிக் கரைசலை விட்டு, தனியா தூள், மிளகாய்த் தூள், மஞ்சள் தூள் சேர்த்து, சின்ன வெங்காயத்தில் 4 வெங்காயத்தை நறுக்கித் தாளித்துத் தனியாக வைத்துக்கொள்ளவும். மீதி வெங்காயத்தையும் 2 பல் பூண்டையும் மிக்ஸியில் விழுதாக இல்லாமல் பொடியாக அரைத்துக்கொள்ளவும்.

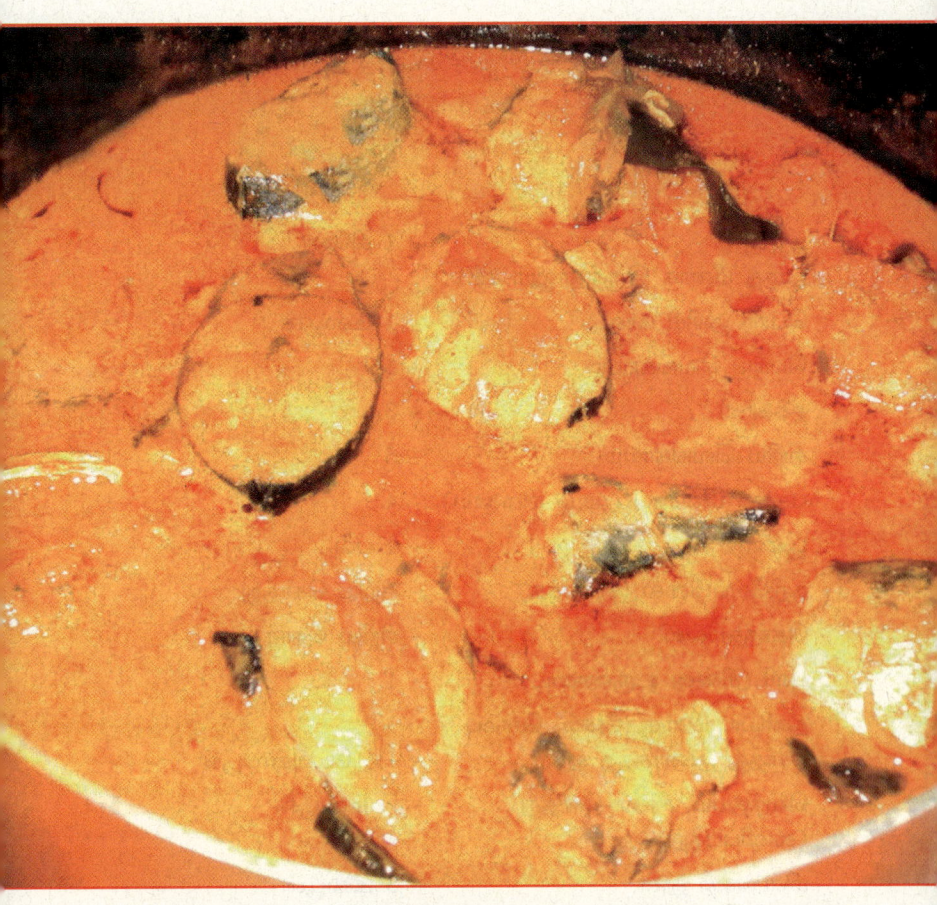

தக்காளியைச் சிறு துண்டாகவும் பச்சை மிளகாயை 3 துண்டுகளாகவும் நறுக்கி வைத்துக்கொள்ளவும். வெங்காயம் பூண்டு விழுதை மீன் கலவையில் சேர்த்துக்கொள்ளவும். வாணலியில் எண்ணெய் விட்டு காய்ந்ததும் நறுக்கி வைத்த வெங்காயம், தக்காளி, பச்சை மிளகாய் எல்லாம் சேர்த்து நன்றாக வதக்கி மீன் கலவையை ஊற்றிச் சிறிது தண்ணீர் விட்டு மூடிக் கொதிக்கவிடவும். ஒரு கொதி வந்ததும் கெட்டியான தேங்காய்ப் பாலை அதில் ஊற்றி அடுப்பை சிம்மில் வைத்துச் சிறிது நேரத்தில் இறக்கிவிடவும்.

இதை சாதம், தோசை, இடியாப்பம் ஆகியவற்றுக்குப் பரிமாறலாம்.

2. மீன் காரக் குழம்பு

தேவையானவை

மீன் (எந்த மீனாக இருந்தாலும் சரி)	- 1 கிலோ
பொரி அரிசி மாவு	- 1 டீஸ்பூன்
பெரிய வெங்காயம்	- 1
தக்காளி	- 3
சிறிய வெங்காயம்	- 6
பச்சை மிளகாய் (முழு மிளகாய்)	- 4
பூண்டு	- 1 பல்
கறிவேப்பிலை (தாளிக்க)	- சிறிய கொத்து
கொத்தமல்லி	- சிறிய கொத்து
புளி (சின்ன உருண்டை)	- 1
தனியா, மிளகு, சீரகம், சோம்பு சேர்த்து அரைத்தத் தூள்	- 1½ டேபிள்ஸ்பூன்
வெந்தயம், சீரகம் சேர்த்து (தாளிப்பதற்கு)	- ¼ டீஸ்பூன்
மிளகாய்த் தூள்	- 3 டீஸ்பூன்
மஞ்சள் தூள்	- 1 சிட்டிகை
எண்ணெய், உப்பு	- தேவைக்குத் தகுந்தபடி

செய்முறை

மீனை நன்றாகக் கழுவி எடுத்து வைக்கவும். புளி, உப்பு இரண்டையும் குழம்புக்குத் தேவையான அளவு தண்ணீரில் கரைத்து வைத்துக்கொள்ளவும். புளிக் கரைசலில் மேற்சொன்ன பொடிகளைக் கரைக்கவும். அதில் மிளகாய்த் தூள் 1 டீஸ்பூன்

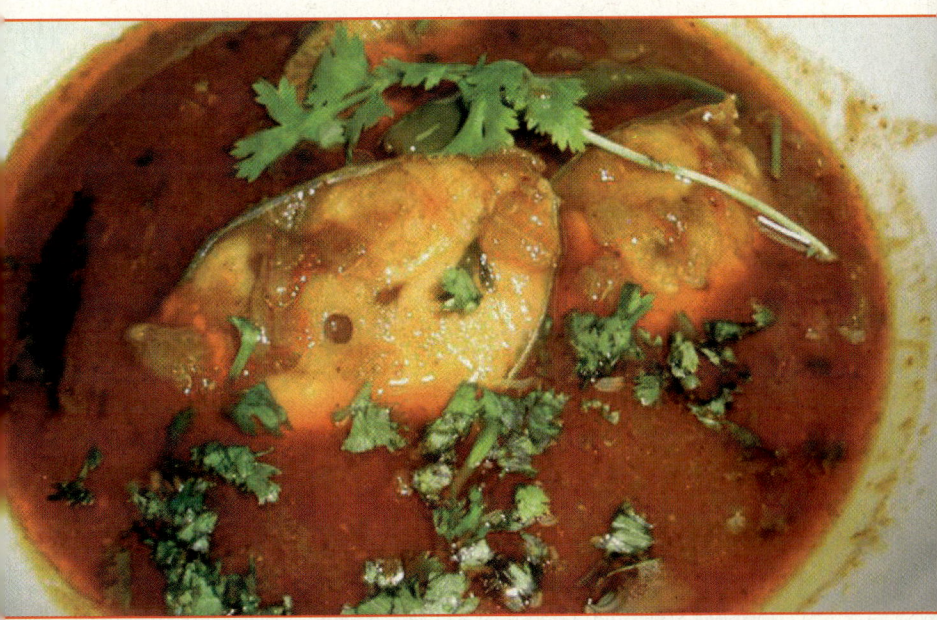

மட்டும் சேர்க்கவும். மீதி 2 டீஸ்பூனைத் தாளிப்பில் சேர்க்கவும். பெரிய வெங்காயம், தக்காளி ஆகியவற்றைத் துண்டாக நறுக்கி வைத்துக்கொள்ளவும். வாணலியில் எண்ணெய் விட்டு காய்ந்ததும் வெந்தயம், சீரகம் ஆகியவற்றைப் முதலில் போட்டுப் பிறகு நறுக்கிய பெரிய வெங்காயத்தைப் போட்டு நன்றாக வதக்கவும். பிறகு கறிவேப்பிலை, நறுக்கிய தக்காளியைப் போட்டு நன்றாகக் கரையும் வரை வதக்கி மீதம் உள்ள 2 டீஸ்பூன் மிளகாய்த் தூள், பச்சை மிளகாய் ஆகியவற்றைப் போட்டு சிவக்க வதக்கி, கூட்டி வைத்த குழம்பையும் ஊற்றி மூடிவிடவும். நன்றாகக் கொதித்த பின் சின்ன வெங்காயம், பூண்டு இரண்டையும் மிக்ஸியில், விழுதாக இல்லாமல் பொடி அரவையாக அரைத்துப் பின்னர் மீனையும், அடித்த வெங்காயத்தையும் குழம்பில் போட்டு முடிவிடவும். சிறிது நேரம் கழித்து அடுப்பை சிம்மில் வைக்கவும். குழம்பு எண்ணெய் விட்டு வரும் பதத்தில் இறக்கவும். சிறிது கொத்தமல்லித் தழையைப் போடவும்.

இந்தக் குழம்பில் முருங்கைக்காய், கத்தரிக்காய், மாங்காய், வெண்டைக்காய் என எது வேண்டும் என்றாலும் சேர்த்துக் கொள்ளலாம்.

3. அயிரை மீன் குழம்பு

தேவையானவை

அயிரை மீன்	- 1 கிலோ
சின்ன வெங்காயம்	- 10
தக்காளி	- 3
பச்சை மிளகாய்	- 4
பூண்டு (பெரியது)	- 2 பல்
புளி (பெரிய உருண்டை)	- 1
தனியா தூள்	- 1 டேபிள்ஸ்பூன்
மிளகாய்த் தூள்	- 2 டீஸ்பூன்
மஞ்சள் தூள்	- 1 சிட்டிகை
எண்ணெய், உப்பு	- தேவையான அளவு

செய்முறை

அயிரை மீனை மண் சட்டியில் போட்டு நன்றாக உரசி 4 அல்லது 5 முறை கழுவ வேண்டும். கழுவிய பின் தண்ணீரை நன்றாக வடியவிட்டு மீனை ஒரு பாத்திரத்தில் போட்டு புளிக் கரைசலைச் சேர்த்துக் கொள்ளவும். உப்பு, தனியா தூள், மஞ்சள் தூள், மிளகாய்த் தூள் 1 டீஸ்பூன், சின்ன வெங்காயம் 6, பூண்டு ஒரு பல் ஆகியவற்றை மிக்ஸியில் அரைத்து, மீனுடன் சேர்த்துக்கொள்ளவும். சின்ன வெங்காயம், தக்காளி, பச்சை மிளகாயை நறுக்கிக்கொள்ளவும். வாணலியில் எண்ணெய் விட்டுக் காய்ந்ததும் நறுக்கிய வற்றைப் போட்டு நன்றாக வதக்கவும். வதங்கியவுடன் 2 டீஸ்பூன் மிளகாய்த் தூளைப் போட்டு சிவந்து வரும்போது குழம்புக் கலவையை ஊற்றி மூடவும். குழம்பில் தண்ணீர் அதிகமாகச் சேர்க்க வேண்டாம். ஒரு

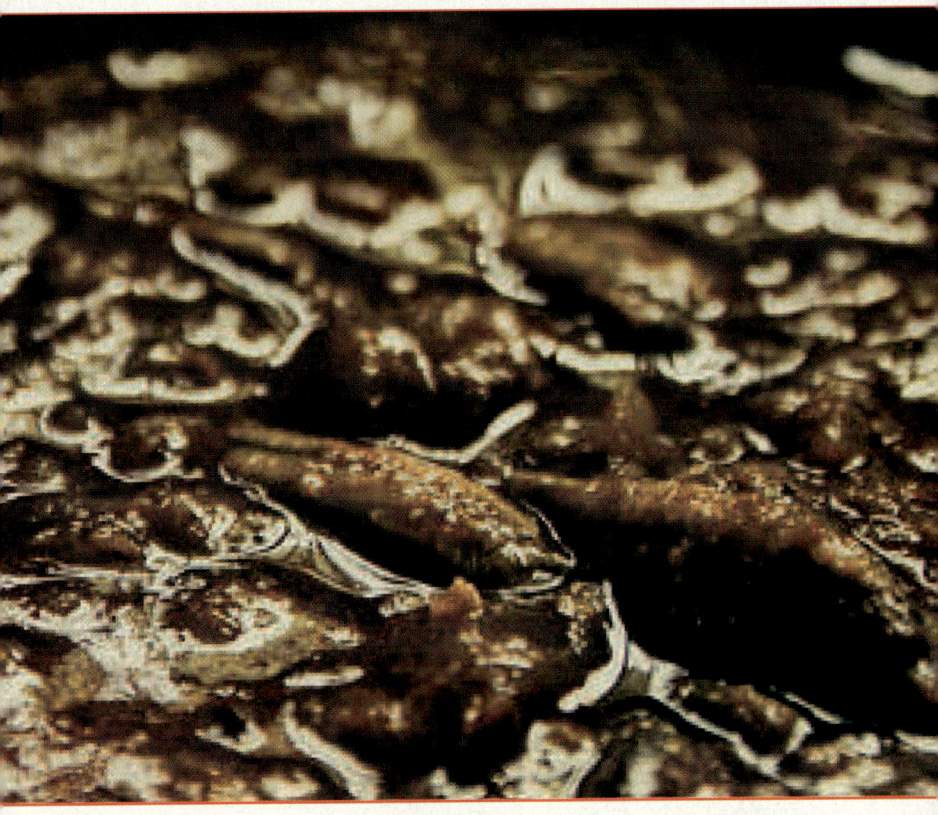

கொதி வந்தவுடன் அடுப்பை சிம்மில் வைத்துச் சிறிது நேரம் கழித்து இறக்கிவிடவும். மண் சட்டியில் வைத்த குழம்பாதலால் ரொம்ப சுவையாக இருக்கும்.

பழைய சோறு, கேப்பைக் கூழ் இவற்றுக்குத் தொட்டுக்கொள்ள ரொம்ப சுவையாக இருக்கும்.

4. விரால் மீன் குழம்பு

தேவையானவை

விரால் மீன்	- 1 கிலோ
சின்ன வெங்காயம்	- 15
தக்காளி	- 4
தேங்காய் (சிறிய) மூடி	- 1
பச்சை மிளகாய்	- 6
இஞ்சித் துண்டு சிறியது	- 1
பூண்டு	- 4 பல்
புளி (பெரிய உருண்டை)	- 2
மிளகு	- 10
சீரகம்	- ½ டீஸ்பூன்
சோம்பு	- ¼ டீஸ்பூனுக்கும் குறைவாக
வெந்தயம், கறிவேப்பிலை (தாளிக்க)	- சிறிது
தனியா தூள்	- 1 டேபிள்ஸ்பூன்
மிளகாய்த் தூள்	- 2 டீஸ்பூன்
எண்ணெய், உப்பு	- தேவையான அளவு

செய்முறை

தேங்காய், சீரகம், மிளகு, சோம்பு, இஞ்சி, ஆகியவற்றை விழுதாக அரைத்துக்கொள்ளவும். தாளிப்பதற்கு தேவையானதாக சின்ன வெங்காயத்தை எடுத்துவைத்துவிட்டு மீதி வெங்காயத்துடன், பூண்டைச் சேர்த்து மிக்ஸியில் அரைத்துக்கொள்ளவும். உப்பு, புளிக்

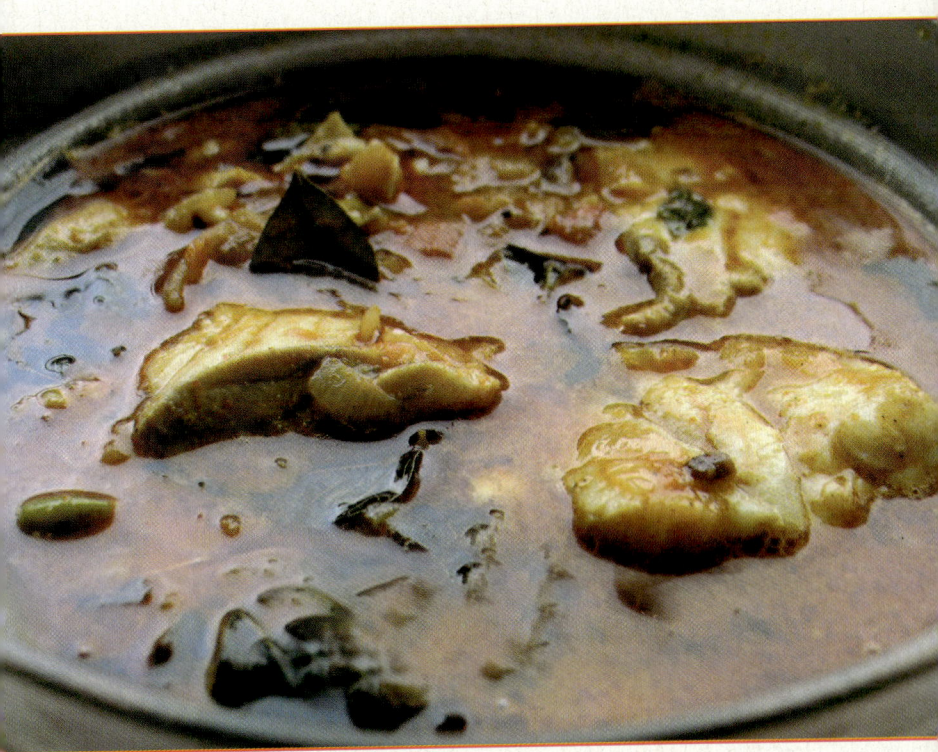

கரைசலில் தனியா தூள், மஞ்சள் தூள், அரைத்த விழுது அனைத்தையும் சேர்த்து குழம்பாகக் கலந்து கொள்ளவும். வாணலியில் எண்ணெய் ஊற்றி வெந்தயம், சீரகத்தை வெடிக்கவிட்டு, சிறிது கறி வேப்பிலை சேர்த்துத் தாளித்து, பின் வெங்காயம், தக்காளி, பச்சை மிளகாய் எல்லாம் சேர்த்து வதக்கவும். பிறகு மிளகாய்த் தூளைப் போட்டு நன்றாகச் சிவந்து வரும்போது குழம்பை அதில் ஊற்றி, அலசி வைத்த மீன்களையும் போட்டு மூடிவிடவும். நன்றாகக் கொதித்த பின் அடுப்பை சிம்மில் குறைத்து மேலும் 5 நிமிடங்கள் கொதிக்கவைத்து இறக்கவும்.

5. மீன் மசாலா குழம்பு

தேவையானவை

மீன்	- 1 கிலோ
வெங்காயம் (பெரியது)	- 1
சின்ன வெங்காயம்	- 5
தக்காளி	- 4
பச்சை மிளகாய்	- 4
தேங்காய்	- 1 மூடி
பூண்டு	- 4 பல்
கொத்தமல்லி	- சிறிய கொத்து
வெந்தயம், சீரகம்	- சிறிதளவு
தனியா	- 2 டீஸ்பூன்.
சீரகம், சோம்பு (தலா)	- 1 டீஸ்பூன்
மிளகு	- ¼ டீஸ்பூன்
கசகசா	- ¼ டீஸ்பூன்
பட்டை (தாளிக்க)	- 1
மிளகாய்த் தூள்	- 2 டீஸ்பூன்
மஞ்சள் தூள்	- 1 சிட்டிகை
எண்ணெய், உப்பு	- தேவையான அளவு

செய்முறை

தேங்காய், சீரகம், சோம்பு, மிளகு, கசகசா அனைத்தையும் விழுதாக அரைத்துக்கொள்ளவும். விழுதில் சின்ன வெங்காயம் பூண்டைத் தட்டிப் போட்டுக்கொள்ளவும். இதுவே மசாலா. வாணலியில் எண்ணெய் விட்டு பட்டை, வெந்தயம், சீரகத்தை

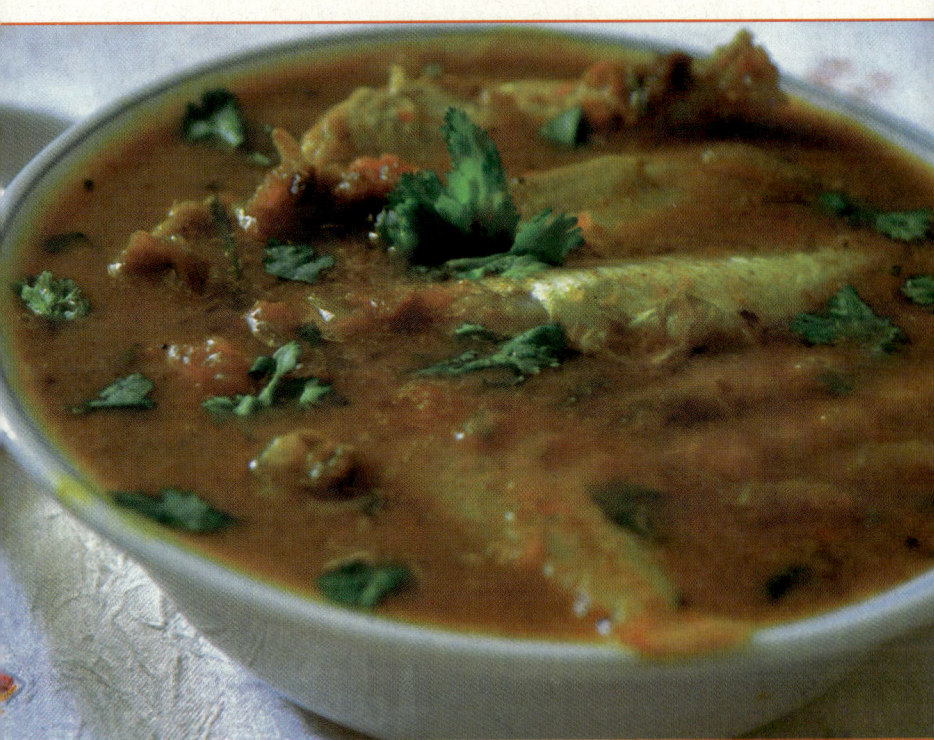

வெடிக்கவிடவும். பெரிய வெங்காயம், தக்காளி, பச்சை மிளகாயை நறுக்கி அதில் போட்டு நன்றாக வதக்கவும். பிறகு இதில் மசாலா விழுது, மிளகாய்த் தூள், மஞ்சள் தூளைச் சேர்த்து சிறிது நேரம் வதக்கவும். குழம்புக்குத் தேவையான அளவு உப்பும், தண்ணீரும் விடவும். தனியா பொடி, கொத்தமல்லியை அதில் போட்டு மூடி நன்றாகக் கொதிக்கவிடவும். மசாலா வாடை போனபின், மீன் துண்டுகளைப் போட்டுக் கொதிக்கவிடவும். பிறகு அடுப்பை சிம்மில் வைத்து மேலும் சிறிது நேரம் கொதிக்க விட்டு, எண்ணெய் மிதந்து வரும்போது இறக்கிவிடவும்.

குழம்பு கெட்டியாக இருந்தால் சுவையாக இருக்கும். துண்டு மீனாக இருந்தால் மீன் உடையாமல் இருக்கும்.

6. மீன் தக்காளி சாஸ்

தேவையானவை

மீன்	- 1 கிலோ
சின்ன வெங்காயம்	- 10
தக்காளி	- ¼ கிலோ
பச்சை மிளகாய்	- 2
பூண்டு	- 1 பல்
கொத்தமல்லி	- சிறிய கொத்து
தனியா தூள்	- 1 டேபிள்ஸ்பூன்
மிளகாய்த் தூள்	- 1 டீஸ்பூன்
மஞ்சள் தூள்	- 1 சிட்டிகை
எண்ணெய், உப்பு	- தேவையான அளவு

செய்முறை

தக்காளியை மிக்ஸியில் நன்றாக அரைத்துக்கொள்ளவும். தாளிப்பதற்காகச் சின்ன வெங்காயத்தை எடுத்து வைத்து விட்டு மீதி வெங்காயம் பூண்டு இரண்டையும் மிக்ஸியில், விழுதாக இல்லாமல் பொடியாக அரைத்துக்கொள்ளவும். வாணலியில் எண்ணெய் விட்டுக் காய்ந்த பிறகு நறுக்கிய வெங்காயம், பச்சை மிளகாயைப் போட்டு நன்றாக வதக்கவும். பிறகு தக்காளி சாஸை ஊற்றி, பொடியாக அரைத்த வெங்காயம், தனியா, மிளகாய்த் தூள், மஞ்சள் தூள், உப்பு, கொத்தமல்லி அனைத்தையும் போட்டு அலசிய மீன் துண்டுகளையும் போட்டு மூடவும்.

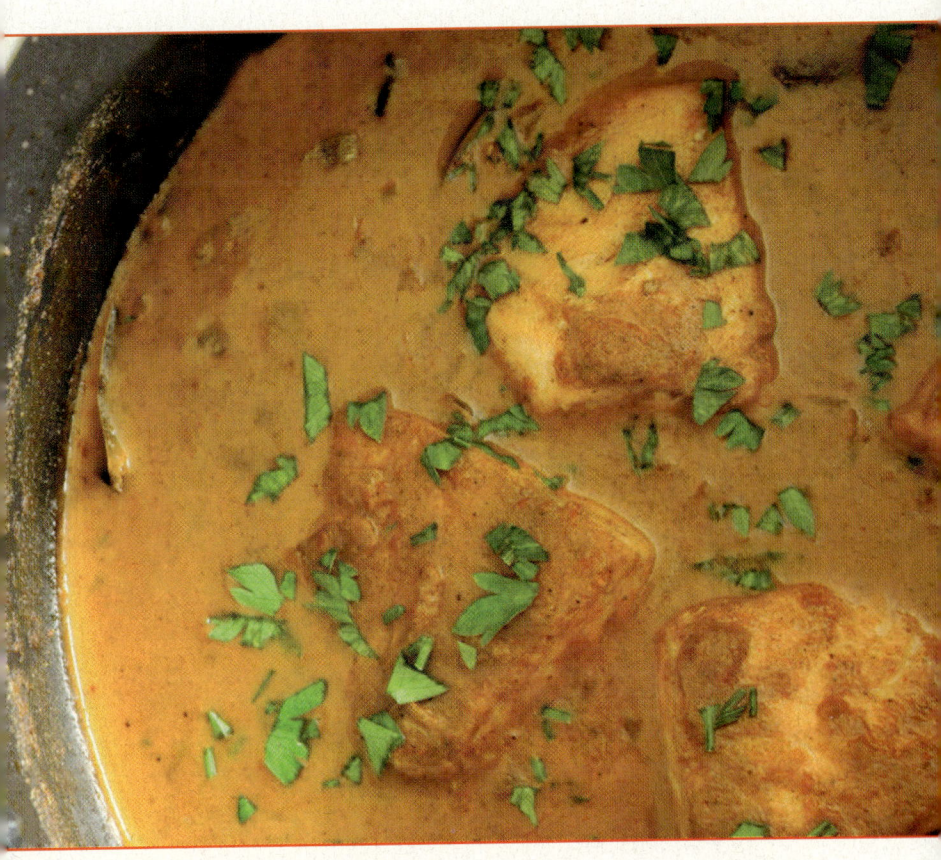

கொதி வந்ததும் சிம்மில் வைத்து மேலும் சிறிது நேரம் வைத்து இறக்கிவிடவும்.

பச்சை மிளகாய் நீங்கலாகக் காரம் குறைத்துச் சமைத்துக் கொடுத்தால் இந்த மீன் குழம்பைக் குழந்தைகள் நன்றாகச் சாப்பிடுவார்கள். புளி, தேங்காய் சேர்க்காத குழம்பு இது. பத்தியமாகச் சாப்பிடுபவர்களுக்கு நல்லது.

7. மீன் வறுவல் குழம்பு

தேவையானவை

மீன் (தலையைச் சேர்க்கக் கூடாது)	- ½ கிலோ
பெரிய வெங்காயம்	- 1
சின்ன வெங்காயம்	- 4
தக்காளி	- 2
பச்சை மிளகாய்	- 2
தேங்காய்	- 1 மூடி
இஞ்சி, பூண்டு விழுது	- 1 டீஸ்பூன்
கொத்தமல்லி	- சிறிய கொத்து
கறிவேப்பிலை	- சிறிய கொத்து
தனியா தூள்	- 1 டீஸ்பூன்
வெந்தயம், சீரகம் (தலா)	- ¼ டீஸ்பூன்
மிளகாய்த் தூள்	- 1½ டீஸ்பூன்
பட்டை (தாளிப்புக்கு)	- 1
கறி மசாலாப் பொடி	- 2 டேபிள்ஸ்பூன்
எண்ணெய், உப்பு	- தேவையான அளவு

செய்முறை

வாணலியில் எண்ணெயை ஊற்றிக் காய்ந்தபின் பட்டை, வெந்தயம், சீரகத்தை வெடிக்கவிடவும். பெரிய வெங்காயம், தக்காளி, பொடியாக நறுக்கிய கறிவேப்பிலை, கொத்தமல்லியை அதில் போட்டு நன்றாக வதக்கவும். பிறகு குழம்புக்குத் தேவையான அளவு தண்ணீர் ஊற்றவும். பின்பு தேங்காயை நைசாக அரைக்கவும். சின்ன வெங்காயத்தை நசுக்கிக்கொள்ளவும். அரைத்த தேங்காயையும் சின்ன வெங்காயத்தையும் குழம்பில் சேர்க்கவும்.

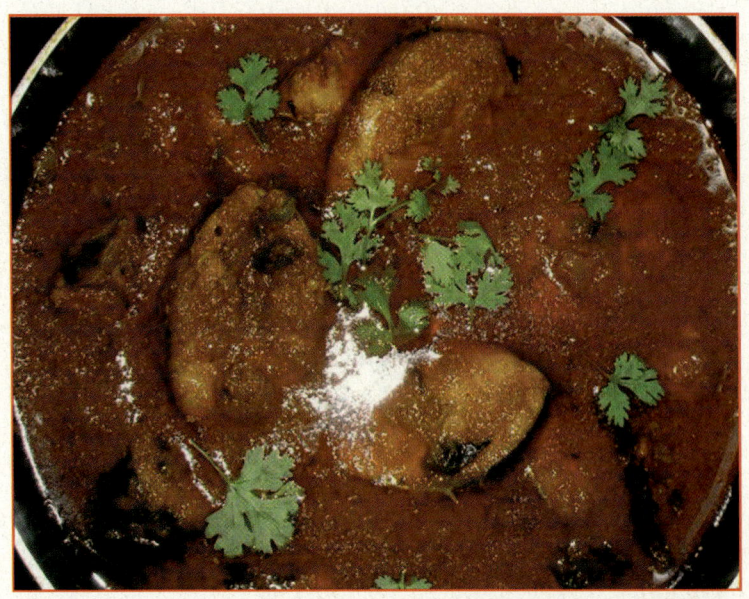

இஞ்சி, பூண்டு விழுது, பச்சை மிளகாய், தனியா தூள், கறி மசாலா, மிளகாய்த் தூள், உப்பு அனைத்தையும் குழம்பில் போட்டு நன்றாகக் கொதிக்கவிடவும். கொதித்தவுடன் அடுப்பை சிம்மில் குறைத்து விடவும்.

மீன் துண்டுகளை நன்றாக அலசிக்கொள்ளவும். சிறிது மிளகாய்த் தூள், உப்புத் தூள், மஞ்சள் தூளை ஒரு தட்டில் தூவி அதில் மீன் துண்டுகளை நன்றாகப் புரட்டிக்கொள்ளவும். வாணலியில் கொஞ்சமாக எண்ணெய் விட்டு, காய்ந்ததும் புரட்டிய மீன் துண்டுகளை எண்ணெயில் போட்டு லேசாகச் சிவப்பாகும் வரை வறுத்து அந்த எண்ணெயுடன் அப்படியே குழம்பில் ஊற்றவும். அதற்குத் தகுந்தாற்போல் எண்ணெயைக் கொஞ்சமாக விடவும். அடுப்பை சிம்மிலிருந்து பெரிதாக்கிக்கொள்ளவும்.

மீனைக் குழம்பில் போட்டுக் கொதி வந்தவுடன் மீன் உடையாமல் சிறிது நேரத்தில் இறக்கிவிட்டு கொத்தமல்லியைச் சேர்க்கவும். குழம்பு வாசனையாகவும் சுவையாகவும் இருக்கும்.

குழம்பு நீர்க்க இல்லாமல் கெட்டியாக இருக்க வேண்டும். அதற்கு ஏற்றாற்போல தண்ணீர் சேர்க்க வேண்டும்.

8. மீன் குருமா

தேவையானவை

மீன் (துண்டு)	- ½ கிலோ
தயிர்	- 150 மில்லி
நெய்	- 50 மில்லி
பெரிய வெங்காயம்	- 3
தக்காளி	- 4
பச்சை மிளகாய்	- 4
இஞ்சி, பூண்டு விழுது	- 2 டீஸ்பூன்
கொத்தமல்லி, புதினா (தலா)	- 1 சிறிய கட்டு
எலுமிச்சம்பழம் பெரியதானால்	- 1
சிறியதானால்	- 2
ஏலக்காய்	- 2
கிராம்பு	- 1
பட்டை (சிறியது)	- 3
மிளகாய்த் தூள் (காரம் வேண்டும் என்றால்)	- 1 டீஸ்பூன்
எண்ணெய்	- 100 மில்லி
உப்பு	- தேவையான அளவு

செய்முறை

பட்டை, ஏலக்காய், கிராம்பைப் பொடி செய்துகொள்ளவும். அல்லது அம்மியில் தண்ணீர் விட்டு நைசாக அரைத்துக்கொள்ளவும். பெரிய வெங்காயம், தக்காளி, கொத்தமல்லி, புதினா ஆகியவற்றைப் பொடியாக நறுக்கிக்கொள்ளவும். வாணலியில் சிறிது எண்ணெய் விட்டு மீன் துண்டுகளை லேசாக வறுத்துத் தனியாக எடுத்துக்

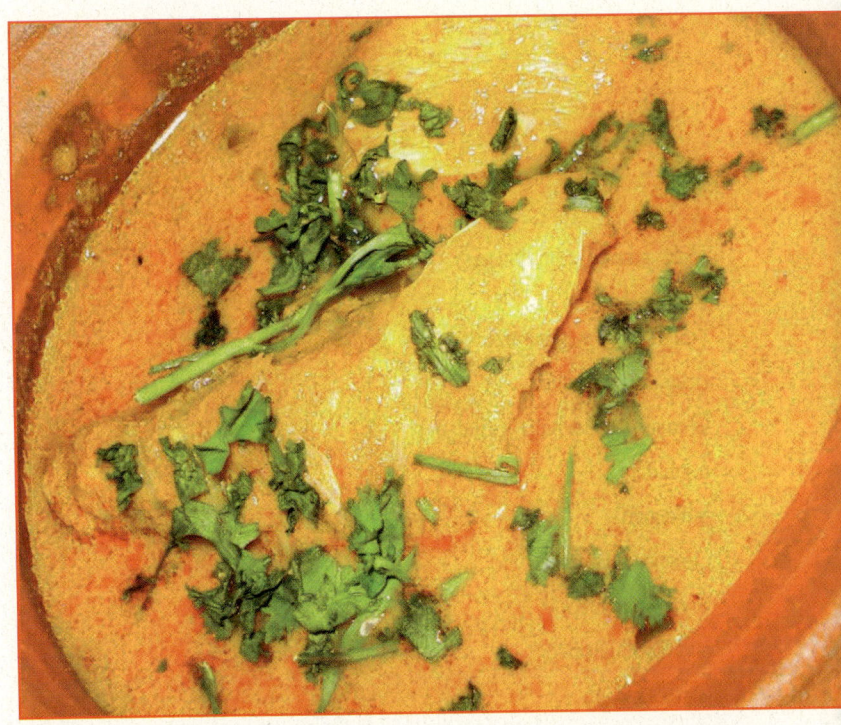

கொள்ளவும். பின்பு மீதி எண்ணெயையும், நெய்யையும் ஊற்றி ஒரு பட்டையை வெடிக்கவிட்டு நறுக்கி வைத்த வெங்காயத்தைப் போட்டு சிவப்பாக வரும்போது தக்காளி, முழு பச்சை மிளகாய், கொத்தமல்லி, புதினா, இஞ்சிப் பூண்டு விழுது, பட்டை, பட்டை-ஏலம்-கிராம்புப் பொடி, உப்பு எல்லாம் சேர்த்து நன்றாக வதக்கவும். நன்றாக வதக்கியவுடன் தயிரையும் சிறிது தண்ணீரையும் சேர்த்து, காரம் வேண்டும் என்றால் மிளகாய்த் தூளையும் போட்டு மூடிவிடவும். குருமா கெட்டியாக இருக்க வேண்டும். 10 நிமிடம் கழித்து எலுமிச்சம்பழச் சாற்றைப் பிழிந்து, வறுத்த மீனைக் குருமாவில் போட்டு மேலும் 5 நிமிடம் கொதிக்கவிடவும். குருமாவில் எண்ணெய் மிதந்து தயிர்போல் வரும்போது இறக்கி விடவும். பின்னர் அதில் சிறிது கொத்தமல்லியைச் சேர்த்தால் சுவையாக இருக்கும்.

இதைச் சாதத்தில் போட்டுச் சாப்பிட்டால் மட்டன் பிரியாணியைப் போல் சுவையாக இருக்கும்.

9. மீன் தலைக் குழம்பு

தேவையானவை

மீன் தலை (பெரியது)	- ½ கிலோ
கத்தரிக்காய்	- 4
(பிஞ்சாக நடுத்தரக் காயாக இருக்க வேண்டும்)	
முருங்கைக்காய்	- 1
வெண்டைக்காய் (பிஞ்சு)	- 2
மாங்காய்	- 1
தக்காளி	- 2
பச்சை மிளகாய்	- 4
கொத்தமல்லி	- சிறிய கொத்து
கறிவேப்பிலை	- சிறிய கொத்து
வெங்காயம்	- 10
பூண்டு	- 2 பல்
புளி (பெரிய உருண்டை)	- 1
தனியா தூள்	- 2 டேபிள்ஸ்பூன்
மிளகாய்த் தூள்	- 2 டீஸ்பூன்
மஞ்சள் தூள்	- 1 சிட்டிகை
வெந்தயம், சீரகம், சோம்பு அனைத்தும் சேர்த்து	- ¼ டேபிள்ஸ்பூன்
எண்ணெய், உப்பு	- தேவையான அளவு

செய்முறை

மீன் தலையை நன்றாக அலசிக்கொள்ளவும். உப்பு, மஞ்சள் தூளைப் போட்டு உரசிக் கழுவினால் வாடை

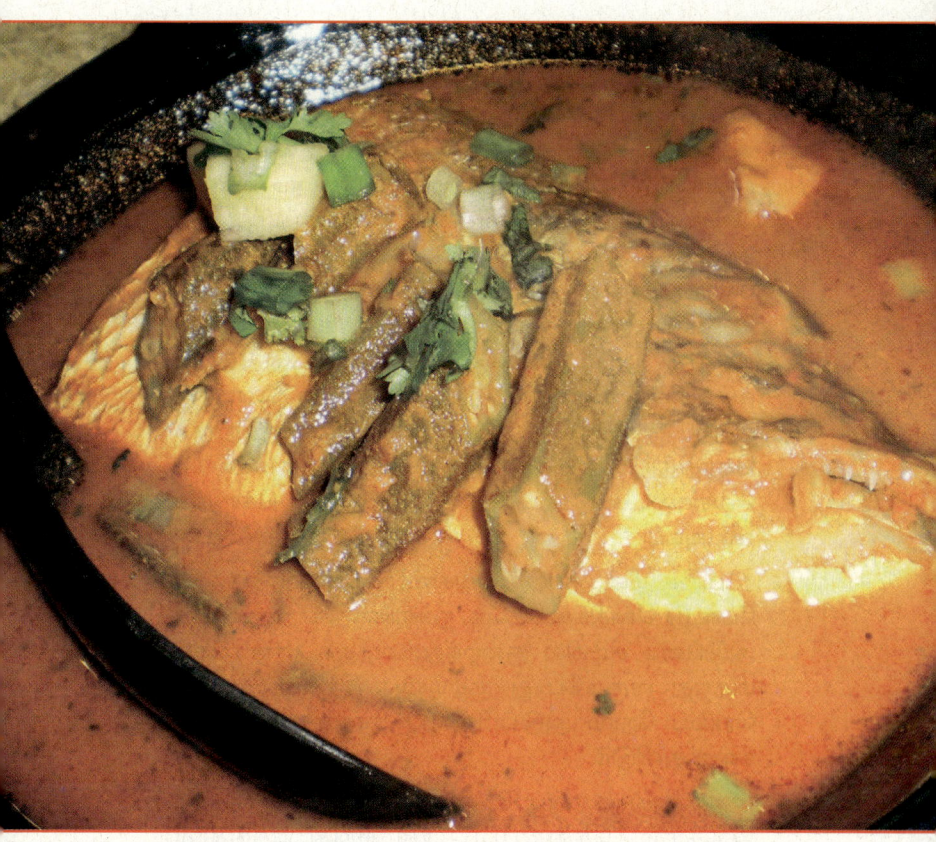

இருக்காது. தாளிப்புக்காக சின்ன வெங்காயம் 4-ஐத் தனியாக பொடியாக நறுக்கிக்கொள்ளவும். மீதி வெங்காயத்தையும் தக்காளியையிம் சிறு துண்டுகளாக நறுக்கிக்கொள்ளவும். கத்தரிக்காயை நீளவாட்டில் இரண்டாக நறுக்கி, பாதி காயை லேசாக 3 கீறல் போட்டுக்கொள்ளவும். ஒற்றையாகப் போட்டால் கரைந்துவிடும்! முருங்கைக்காயை நடுத்தர அளவாகத் துண்டாகவும், வெண்டைக் காயை 3 துண்டு களாகவும் மாங்காயைப் பெரிய துண்டுகளாகவும், கொத்த மல்லியைப் பொடியாகவும் நறுக்கிக் கொள்ளவும்.

ஒரு பாத்திரத்தில் தேவையான தண்ணீர் எடுத்துக் கொண்டு அதில் உப்பு, புளியைச் சேர்த்து நன்றாகக்

கரைத்துக்கொள்ளவும். அதில் தனியா தூள், மிளகாய்த் தூள் 1 டீஸ்பூன், மஞ்சள் தூளைச் சேர்த்துக்கொள்ளவும், வெங்காயம், பூண்டை அம்மியில் நசுக்கிக் குழம்பில் போடவும். பின்பு அடுப்பில் வெறும் சட்டியில் பச்சை நிறம் மாறும் வரையும் வழவழப்பு போகும் வரையிலும் வெண்டைக்காயை வதக்கிக்கொள்ளவும். ஒரு பாத்திரத்தில் எண்ணெய் விட்டு வெந்தயம், சீரகம், சோம்பு, கறிவேப்பிலை, நறுக்கிய வெங்காயத்தைப் போட்டு நன்றாக வதக்கவும். இவற்றை வதக்கியவுடன் தக்காளி, முழு பச்சை மிளகாயைப் போட்டு மேலும் வதக்கவும். மிளகாய்த் தூள் 1 டீஸ்பூன் போட்டுக் கிளறி, குழம்பை ஊற்றி மூடவும். குழம்பு நன்றாகக் கொதித்த பின் கத்தரிக்காய், முருங்கைக்காய், வெண்டைக்காயைப் போட்டு நன்றாகக் கொதிக்க விடவும்.

பிறகு மீன் தலை, மாங்காய், கொத்தமல்லியைப் போட்டு கொதிக்கவிடவும். நன்றாகக் கொதித்தவுடன் அடுப்பை சிம்மில் குறைத்துவைத்துக் எண்ணெய் மிதந்து வரும்போது குழம்பை இறக்கிவிடவும். ரொம்ப நேரம் அடுப்பில் இருந்தால் மீன் தலை கரைந்துவிடும்.

இந்த குழம்பு சாப்பிட சுவையாகவும் மணமாகவும் இருக்கும். தேவைப்பட்டால் சிறிது தேங்காய் அரைத்து, இதில் விடலாம்.

10. மீன் கெட்டிக் குருமா

தேவையானவை

மீன் (சிறிய துண்டுகளாக)	- ½ கிலோ
தக்காளி சிறியதாக இருந்தால்	- 4
பெரியதாக இருந்தால்	- 2
பச்சை மிளகாய்	- 3
சின்ன வெங்காயம் (அல்லது பெரிய வெங்காயம், பொடியாக நறுக்கியது)	- ½ கப்
தேங்காய் (அரைத்தது)	- 1 டேபிள்ஸ்பூன்
பூண்டு (நசுக்கியது)	- 3 பல்
கறிவேப்பிலை, கொத்தமல்லி (இரண்டும் சேர்த்து)	- 1 சிறிய கொத்து
புளி (பெரிய உருண்டை)	- 1
தனியா தூள்	- 1 டேபிள்ஸ்பூன்
மிளகாய்த் தூள்	- 1 டீஸ்பூன்
மஞ்சள் தூள்	- ¼ டீஸ்பூன்
வெந்தயம், சீரகம் சேர்த்து (தாளிப்புக்கு)	- ¼ டீஸ்பூன்
பட்டை	- 1
வெங்காயம் (பொடியாக நறுக்கிக்கொள்ளவும்)	- ¼ கப்
எண்ணெய், உப்பு	- தேவையான அளவு

செய்முறை

மீனை உப்பு, மஞ்சள் பொடியைப் போட்டு நன்றாக அலசி, தண்ணீரை வடியவிட்டுக்கொள்ளவும். மிளகாய்த் தூளில் மீனைப்

புரட்டி லேசாக வறுக்கவும். தண்ணீரில் புளியைக் கரைத்துக்கொள்ளவும். ஒரு பாத்திரத்தில் மீனைப் போட்டு அதில் புளிக் கரைசல், உப்பு, தனியா தூள், மஞ்சள் தூள், மிளகாய்த் தூள், அரைத்த தேங்காய், தக்காளி, பச்சை மிளகாய், வெங்காயம், நசுக்கிய பூண்டு, கொத்தமல்லியைப் போட்டு தண்ணீர் அதிகமாகத் சேர்க்காமல் கெட்டிக் குழம்பு பதத்துக்குச் செய்துகொள்ளவும்.

வாணலியில் எண்ணெய் விட்டுக் காய்ந்ததும் பட்டை, வெந்தயம், சீரகம், கறிவேப்பிலை, நறுக்கிய வெங்காயத்தைப் போட்டு சிவக்க வதக்கவும். வதக்கியவுடன் குழம்பை ஊற்றி மூடவும். கொதி வந்த பின் அடுப்பை சிம்மில் வைத்து சிறிது நேரம் கழித்து எண்ணெய் மிதந்து வரும்போது இறக்கிவிடவும்.

தோசை, இட்லிக்கு தொட்டுக்கொள்ள இது மிகவும் நன்றாக இருக்கும்.

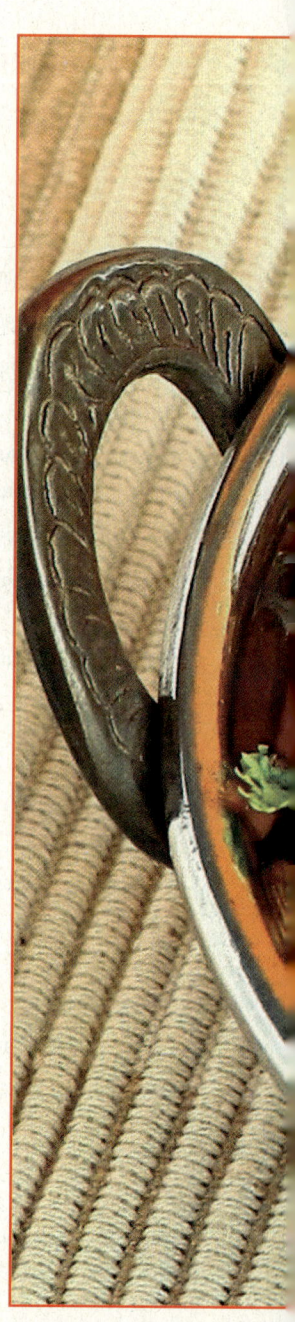

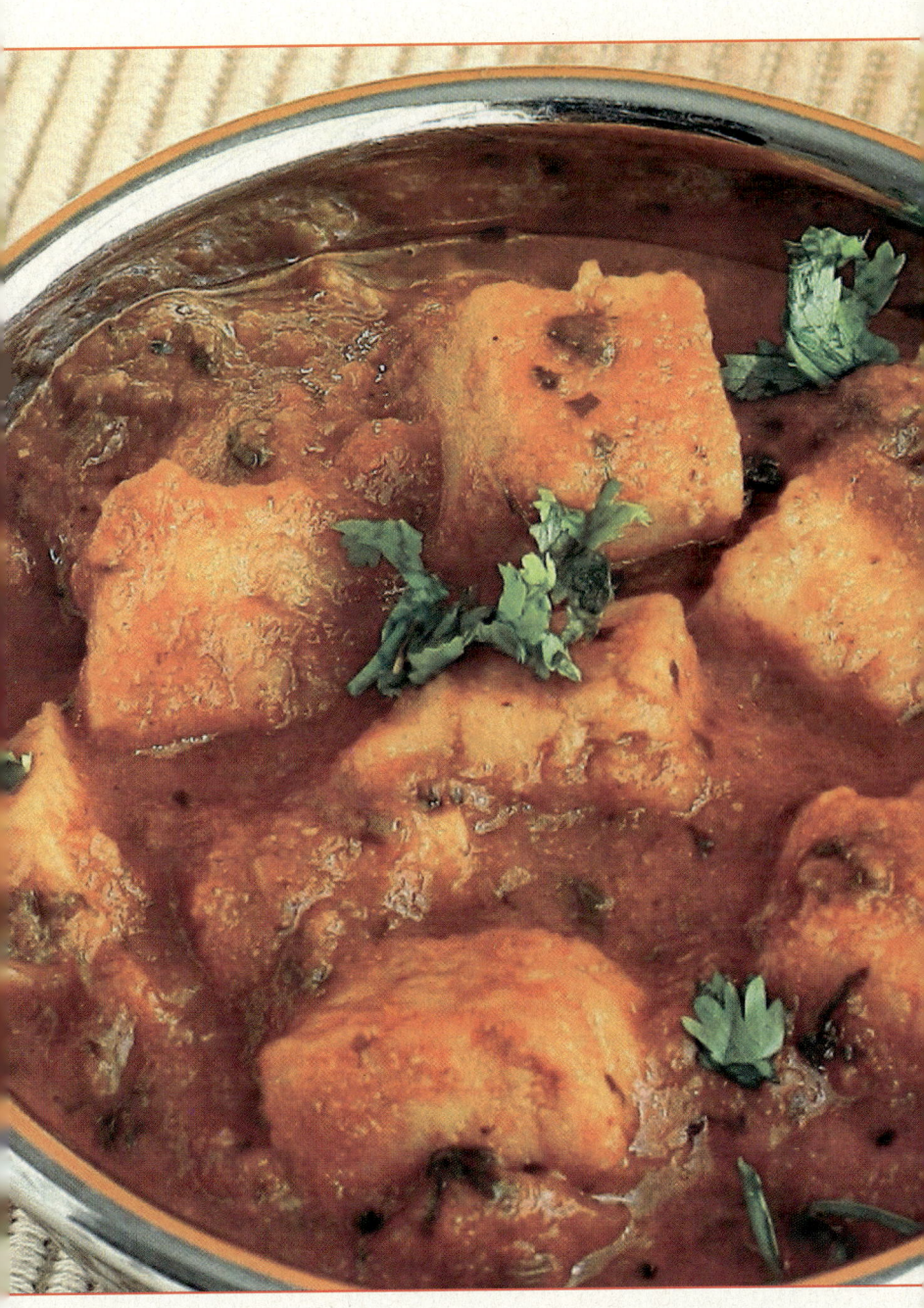

11. மீன் தேங்காய்ப் பால் பொறியல்

தேவையானவை

மீன்	- ½ கிலோ
சின்ன வெங்காயம்	- 10
தக்காளி	- 2
பச்சை மிளகாய்	- 4
தேங்காய் மூடி	- 1
பூண்டு	- 3 பல்
எலுமிச்சம்பழம்	
பெரியதாக இருந்தால்	- 1 மூடி
சிறியதாக இருந்தால்	- 1 பழம்
தனியா தூள்	- கொஞ்சம்
மஞ்சள் தூள்	- கொஞ்சம்
எண்ணெய், உப்பு	- தேவையான அளவு

செய்முறை

மீனைத் துண்டு துண்டாக நறுக்கிக்கொள்ளவும். தேங்காயை அரைத்துக் கெட்டியாக ½ கப் தேங்காய்ப் பால் எடுத்துக்கொள்ளவும். சின்ன வெங்காயம், பூண்டு இரண்டையும் சேர்த்து விழுதாக இல்லாமல் மிக்ஸியில் சிறியதாக அரைத்துக்கொள்ளவும். தக்காளி, பச்சை மிளகாயைப் பொடியாக நறுக்கிக் கொள்ளவும்.

வாணலியில் எண்ணெய் விட்டுக் காய்ந்ததும், பூண்டு, வெங்காயம், தக்காளி, பச்சை மிளகாயைப் போட்டு நன்றாக வதக்கவும். இவை வதங்கியவுடன் உப்பு, தனியா தூள், மஞ்சள் தூளைப் போட்டு

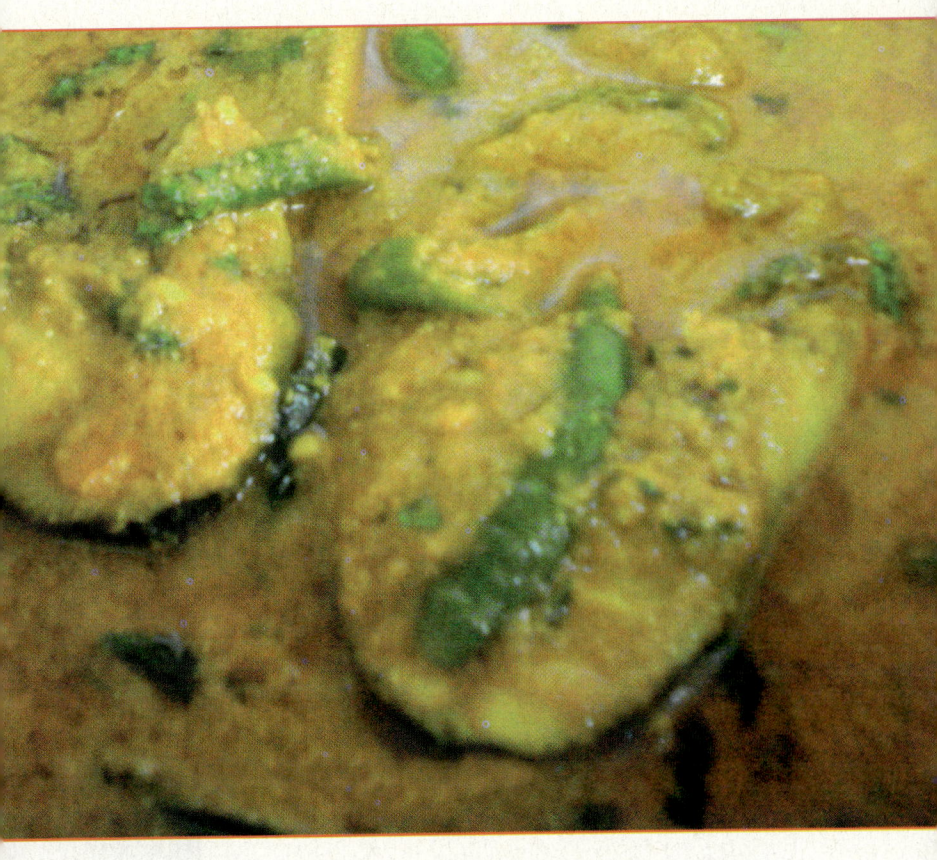

மேலும் வதக்கவும். பிறகு மீன் துண்டுகளைப் போட்டு அடி பிடித்துவிடாமல் திருப்பிப் போட்டு கெட்டித் தேங்காய்ப் பாலை ஊற்றிக் கொதிக்கவிடவும். சாறு சுண்டி வரும்போது விதை இல்லாமல் எலுமிச்சம் பழச் சாற்றை மட்டும் பிழிந்துவிட்டு இறக்கவும்.

12. மீன் சம்பல்

தேவையானவை

மீன்	- ½ கிலோ
சின்ன வெங்காயம்	- 4
(அல்லது பெரிய வெங்காயம்)	
தக்காளி	- 4
பச்சை மிளகாய்	- 2
பூண்டு	- 2 பல்
எலுமிச்சம்பழம்	- 1 மூடி
கொத்தமல்லி	- சிறிய கொத்து
மிளகாய்த் தூள்	- 2 டீஸ்பூன்
மஞ்சள் தூள்	- 1 சிட்டிகை
எண்ணெய், உப்பு	- தேவையான அளவு

செய்முறை

தக்காளியையும் பூண்டையும் விழுதாக இல்லாமல் மிக்ஸியில் பொடியாக அரைத்துக்கொள்ளவும். வாணலியில் எண்ணெய் விட்டுக் காய்ந்ததும் வெங்காயத்தை நன்றாக வதக்கவும். வதங்கியவுடன் அரைத்தத் தக்காளி, பூண்டு, கொத்தமல்லி, பச்சை மிளகாய் எல்லாம் சேர்த்து மீண்டும் கொதிக்கவிடவும். சாறு வரும்போது உப்பு போட்டு அடுப்பை சிம்மில் வைத்து மீனைப் போடவும். மீன் நன்கு வெந்ததும் எலுமிச்சம்பழச் சாற்றைப் பிழிந்துவிட்டு இறக்கவும்.

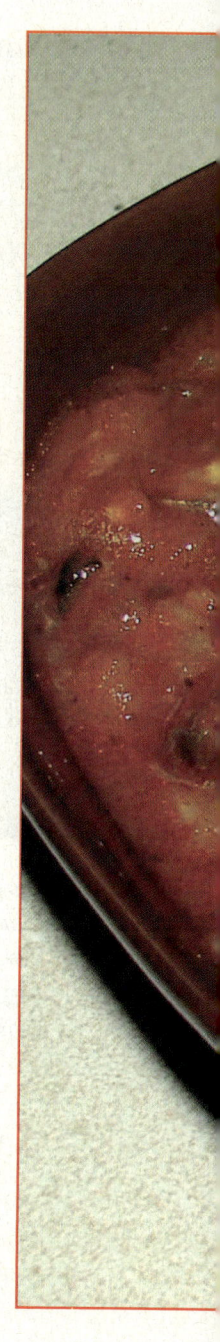

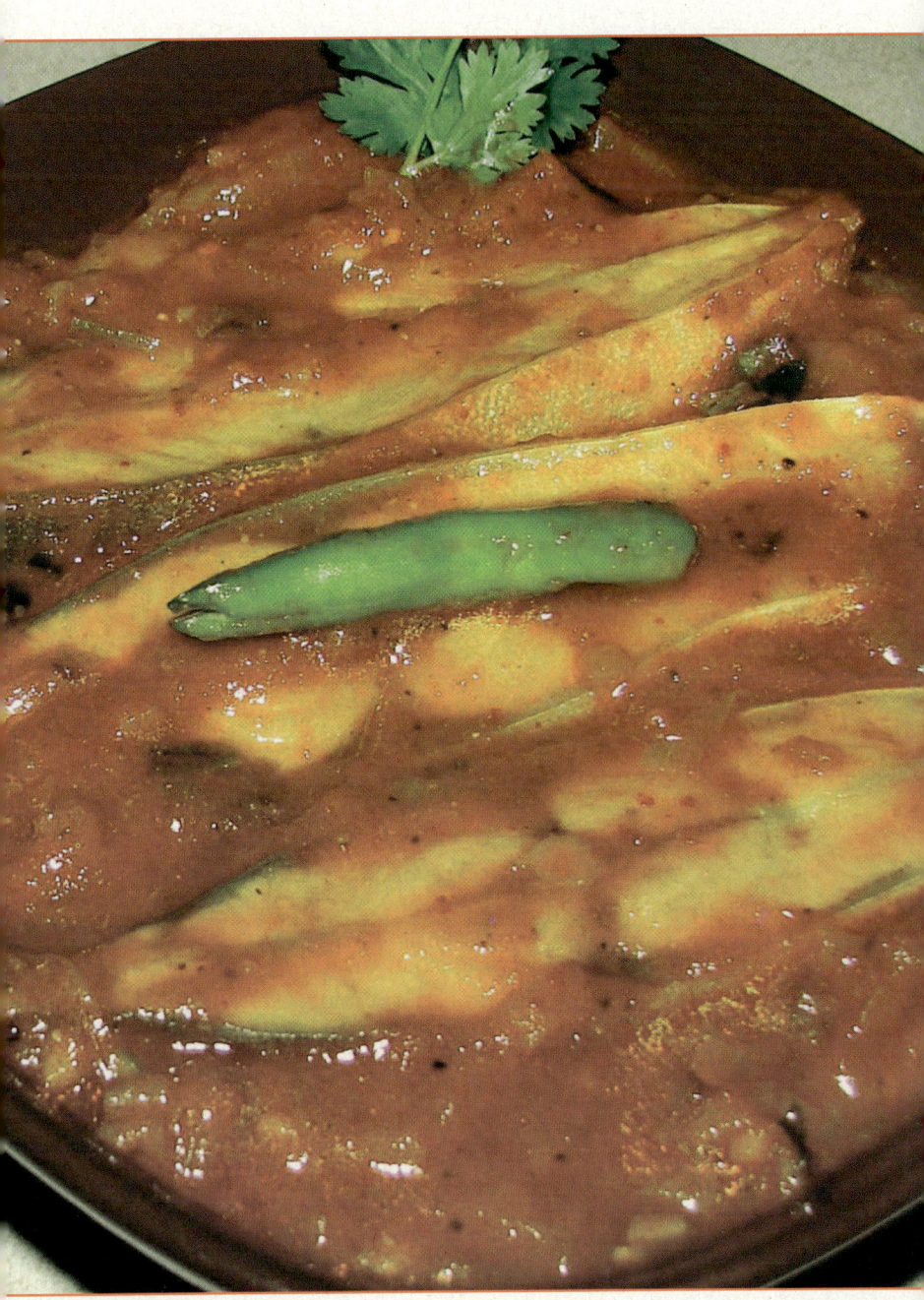

13. மீன் வறுவல் - 1

தேவையானவை

மீன் துண்டு	- 15
பெரிய வெங்காயம்	- 2
தக்காளி	- 2
பூண்டு	- 2 பல்
தேங்காய்	- 2 பத்தை
கறிவேப்பிலை	- சிறிய கொத்து
மிளகு, சீரகம், சோம்பு தலா	- சிறிதளவு
மிளகாய்த் தூள்	- 2 டீஸ்பூன்
மஞ்சள் தூள்	- 1 சிட்டிகை
எண்ணெய், உப்பு	- தேவையான அளவு

செய்முறை

தக்காளி, பூண்டு, தேங்காய், மிளகு, சீரகம், சோம்பு, மிளகாய்த் தூள், மஞ்சள் தூள் ஆகியவற்றை மிக்ஸியில் அரைத்துக்கொள்ளவும்.

ஒரு பாத்திரத்தில் அரவையைப் போட்டு அதில் மீனைப் போட்டு, சிறிது கருவேப்பிலையைச் சேர்த்துப் பிசிறிக்கொள்ளவும்.

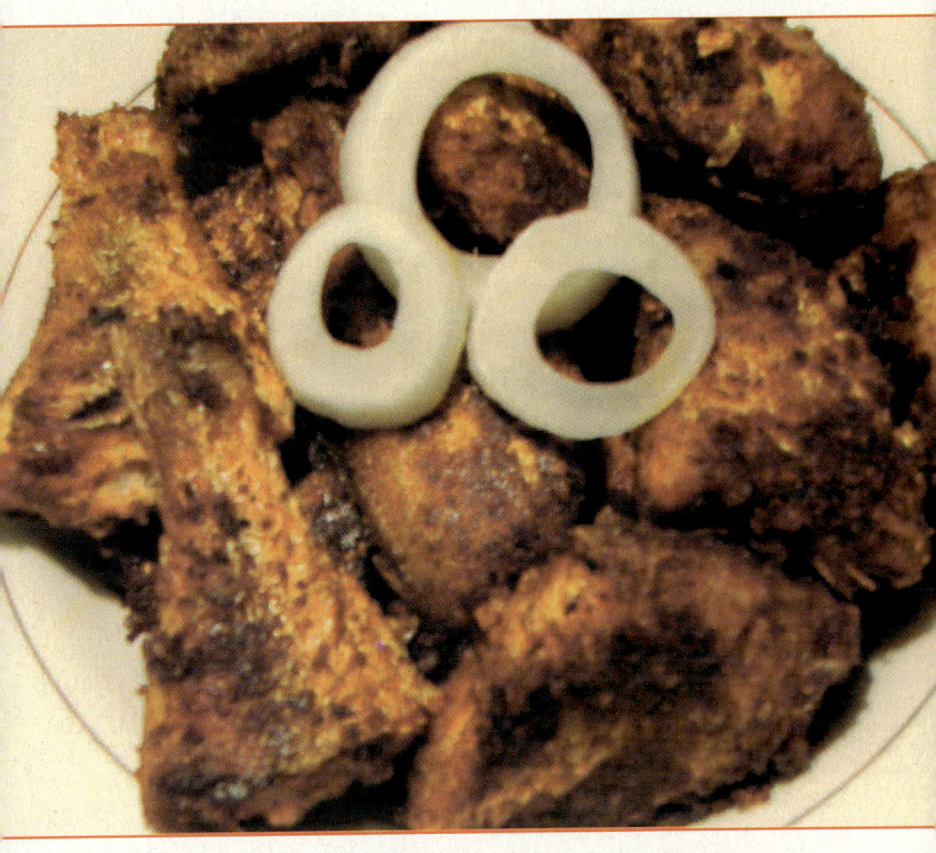

ஒரு வாணலியில் எண்ணெய் விட்டு அது காய்ந்ததும் தீயை மிதமாக வைத்துக்கொள்ளவும்.

மீன்களைச் சாறுடன் சேர்த்துப் போட்டு சிவப்பாக வறுத்து எடுக்கவும்.

பெரிய வெங்காயத்தை வட்ட வடிவமாக நறுக்கி அலங்கரிக்கவும்.

14. மீன் வறுவல் - 2

தேவையானவை

மீன் துண்டு	- 15
சின்ன வெங்காயம் (அல்லது பெரிய வெங்காயம்)	- 4
கொத்தமல்லி	- 1 சிறிய கொத்து
கறிவேப்பிலை	- 1 சிறிய கொத்து
மிளகாய்த் தூள்	- 2 டீஸ்பூன்
மஞ்சள் தூள்	- 1 டீஸ்பூன்
தனியா தூள்	- 2 டீஸ்பூன்
எண்ணெய், உப்பு	- தேவையான அளவு

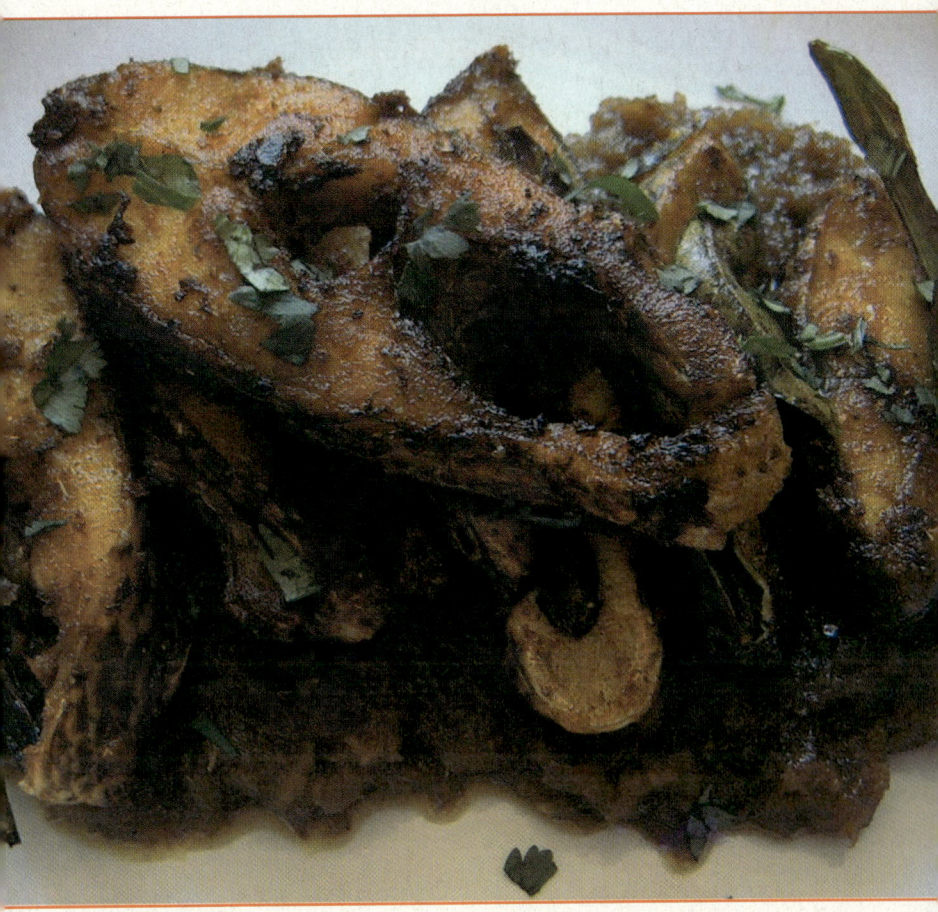

செய்முறை

பெரிய வெங்காயம் அல்லது சின்ன வெங்காயத்தைப் பொடியாக நறுக்கி வைத்துக்கொள்ளவும். மீனில் மிளகாய்த் தூள், மஞ்சள் தூள், தனியா தூள், உப்பைச் சேர்த்துப் பிசிறி வைக்கவும். வாணலியில் எண்ணெயை விட்டுக் காய்ந்தவுடன் மீனைப் போட்டு, அதன் மேல் நறுக்கிய வெங்காயத்தைப் போட்டு பொன் வறுவலாக வறுத்து எடுக்கவும். கொத்தமல்லி, கறிவேப்பிலையை வைத்து அலங்கரிக்கவும்.

15. மீன் வறுவல் - 3

தேவையானவை

மீன் துண்டு	- 15
பெரிய வெங்காயம்	- 2
தக்காளி	- 2
கேரட்	- 2
இஞ்சித் துண்டு (சிறியது)	- 1
பூண்டு	- 2 பல்
எலுமிச்சம்பழம்	- 1
கொத்தமல்லி	- சிறிய கொத்து
மிளகுத் தூள்	- 1 டீஸ்பூன்
சோம்புத் தூள்	- 1 டீஸ்பூன்
மிளகாய்த் தூள்	- 2 டீஸ்பூன்
மஞ்சள் தூள்	- 2 டீஸ்பூன்
எண்ணெய், உப்பு	- தேவையான அளவு

செய்முறை

இஞ்சியையும் பூண்டையும் சேர்த்து விழுதாக அரைத்துக்கொள்ளவும்.

வெங்காயத்தையும் தக்காளியையும் குறுக்குவாட்டில் வில்லையாக நறுக்கிக் கொள்ளவும். கேரட்டைத் துருவிக் கொள்ளவும். எலுமிச்சம்பழத்தைச் சிறு துண்டுகளாக நறுக்கிக்கொள்ளவும்.

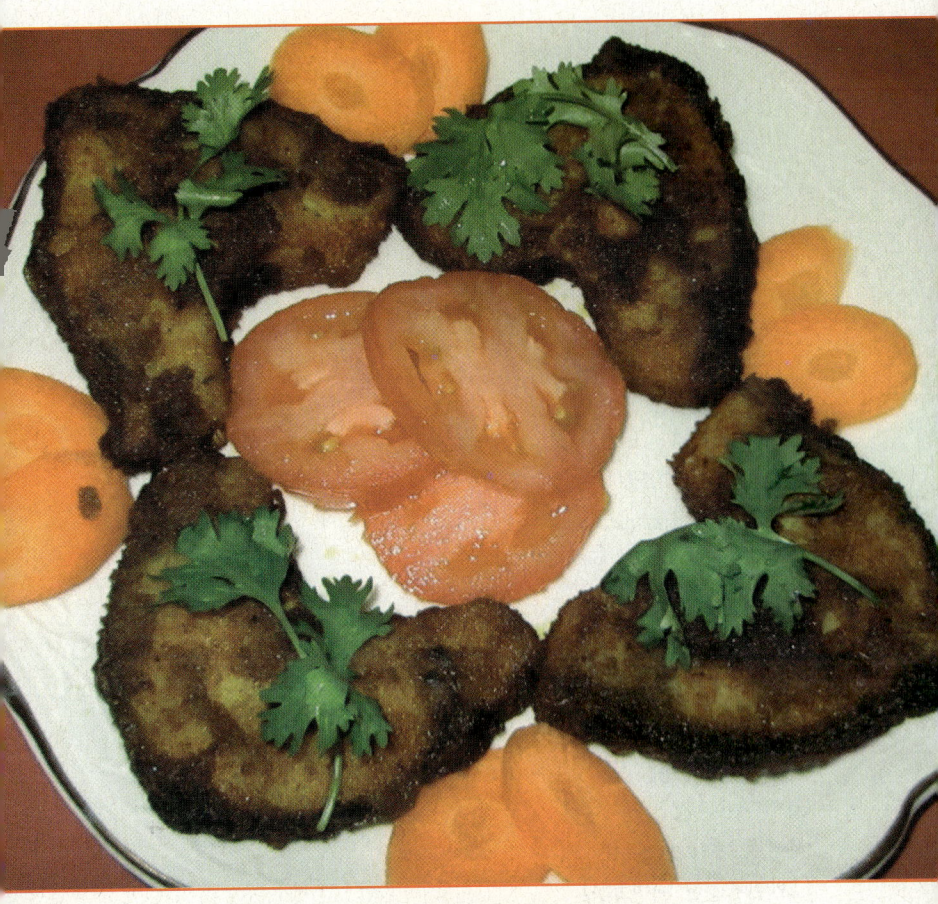

மிளகாய்த் தூள், மஞ்சள் தூள், உப்புத் தூள், மிளகுத் தூள், சோம்புத் தூள், இஞ்சி - பூண்டு விழுதைச் சேர்த்து மீனில் பிசிறிக்கொள்ளவும். ஒரு வாணலியில் எண்ணெய் விட்டுக் காய்ந்ததும் வறுக்கவும்.

வறுத்து எடுத்த மீனின் மேல் கொத்தமல்லி, வெங்காய வில்லை, தக்காளி வில்லை, எலுமிச்சம்பழத் துண்டு, கேரட் துருவலைப் போட்டு வைத்தால் சுவையாக இருக்கும்.

16. மீன் பொடிமாஸ்

தேவையானவை

மீன் துண்டு (முள் இல்லாதது)	- ½ கிலோ
சின்ன வெங்காயம் (அல்லது பெரிய வெங்காயம்)	- 2
தேங்காய்த் துருவல்	- சிறிதளவு
கறிவேப்பிலை	- சிறிய கொத்து
காய்ந்த மிளகாய் (அல்லது பச்சை மிளகாய்)	- 2
கடுகு, உளுந்து (தாளிப்புக்கு)	- கொஞ்சம்
மிளகு, சீரகத் தூள் (இரண்டும் சேர்த்து)	- 1 டீஸ்பூன்
மஞ்சள் தூள்	- கொஞ்சம்
எண்ணெய், உப்பு	- தேவையான அளவு

செய்முறை

மீனை நன்றாக அலசிக்கொள்ளவும். வெங்காயத்தைப் பொடியாக நறுக்கிக்கொள்ளவும்.

ஒரு பாத்திரத்தில் தண்ணீர் விட்டுக் சிறிது கொதித்து வெந்நீரானவுடன் மீனை அதில் போட்டு நன்றாகக் கொதிக்க

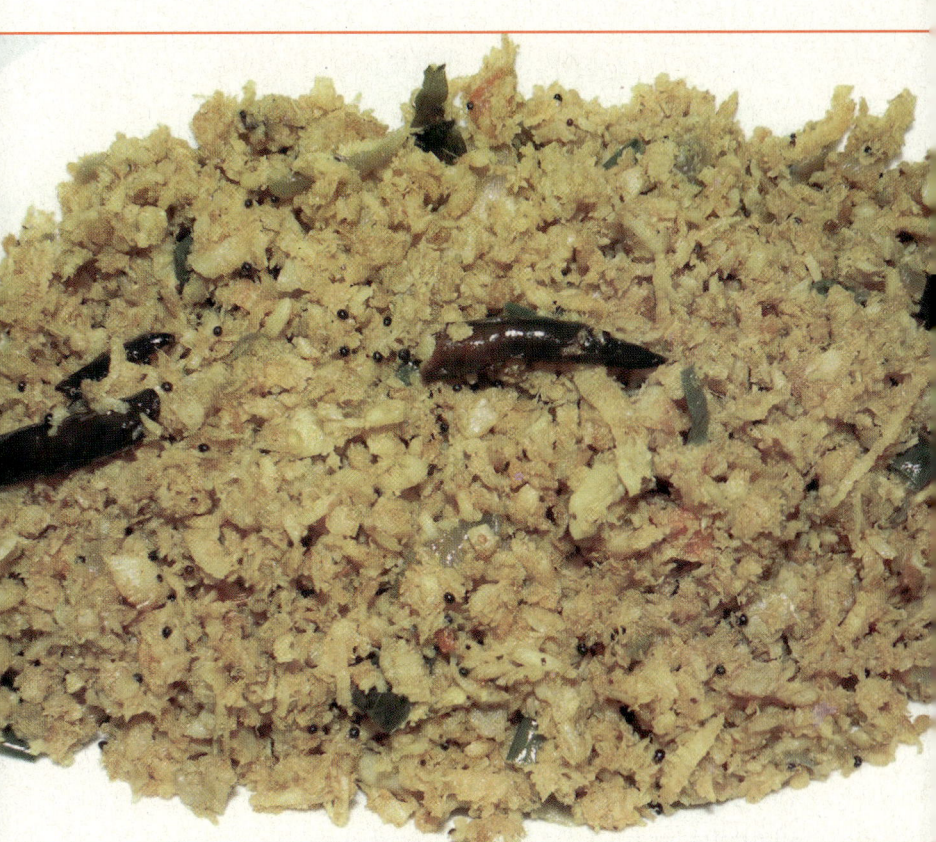

விடவும். சிறிது நேரம் கழித்து தண்ணீரை வடித்து விட்டு மீன் முள்ளை உதிர்க்கவும். பிறகு மஞ்சள் தூள், உப்புத் தூளை மீனில் போட்டுப் பிசிறி வைத்துக் கொள்ளவும். ஒரு வாணலியில் எண்ணெயை விட்டுக் காய்ந்ததும் வெங்காயம், மிளகாய், கறிவேப்பிலை, கடுகைப் போட்டு வதக்கவும். வதங்கியவுடன் மீன் கலவையைக் கொட்டிக் கிளறவும். அதில் தேங்காய்த் துருவல், மிளகு, சீரகப் பொடியைத் தூவி மீண்டும் கிளறி இறக்கிவைக்கவும்.

17. மீன் கோலா வறுவல்

தேவையானவை

மீன்	- 5
பொட்டுக் கடலை	- 1 டீஸ்பூன்
சின்ன வெங்காயம் (நறுக்கியது)	- ½ கப்
இஞ்சி, பூண்டு விழுது	- ¼ டேபிள்ஸ்பூன்
துருவிய தேங்காய்	- ½ கப்
மிளகுத் தூள்	- ¼ டீஸ்பூன்
சீரகத் தூள்	- ½ டீஸ்பூன்
சோம்புத் தூள்	- ½ டீஸ்பூன்
பட்டை, ஏலம், கிராம்பு (சேர்த்து அரைத்தத் தூள்)	- ¼ டேபிள்ஸ்பூன்
மிளகாய்த் தூள்	- ½ டேபிள்ஸ்பூன்
மஞ்சள் தூள்	- 1 சிட்டிகை
எண்ணெய், உப்பு	- தேவையான அளவு

செய்முறை

ஒரு பாத்திரத்தில் தண்ணீர் விட்டுச் சிறிது கொதித்து வெந்நீரானவுடன் மீனை அதில் போட்டு நன்றாகக் கொதிக்க விடவும். சிறிது நேரம் கழித்து தண்ணீரை வடித்துவிட்டு மீன் முள்ளை உதிர்க்கவும். மீனை மட்டும் 1 கப் எடுத்துவைக்கவும்.

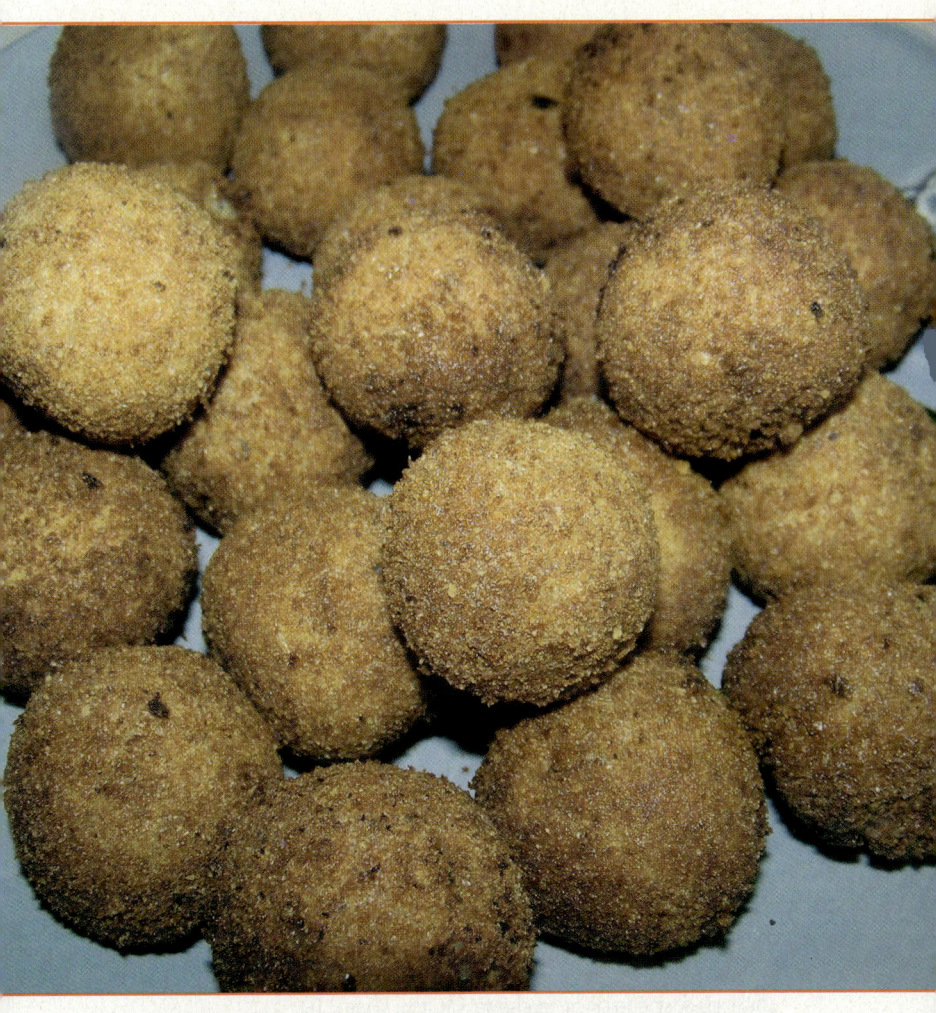

மீன், வெங்காயம் நீங்கலாக அனைத்து சாமான்களையும் விழுதாக இல்லாமல் மிக்ஸியில் அரைப் பருப்பாக அரைத்து, பின் அதில் வெங்காயம், மீனைச் சேர்த்து ஒரு சுற்று மீண்டும் அரைத்துக்கொள்ளவும். இந்தக் கலவையை உருண்டைகளாக உருட்டி எண்ணெயில் போட்டு மிதமான தீயில் பொன் நிறமாகப் பொறித்து எடுக்கவும்.

18. மீன் பஜ்ஜி

தேவையானவை

மீன்	- 10 வில்லைகள்
(நெய் மீன் அல்லது கல்வெட்டி மீன், முள் இல்லாத துண்டுகள்)	
பஜ்ஜி மாவு	- ½ கப்
மிளகு, சீரகம், இஞ்சி சேர்த்து அரைத்த மசாலா விழுது	- சிறிதளவு
எண்ணெய்	- தேவையான அளவு
கொத்தமல்லி	- சிறிய கொத்து

குறிப்பு: பஜ்ஜி மாவில் உப்பு இருப்பதால் மசாலா விழுதுக்கு உப்பு தேவைப்படாது. அன்றியும் தேவைப்பட்டால் சேர்த்துக் கொள்ளவும்.

செய்முறை

மீன் வில்லைகளை மஞ்சள் பொடி போட்டு சுத்தமாக அலசி தண்ணீரை நன்றாகப் பிழிந்து கொள்ளவும். மீனின் மேலும் கீழும் மசாலா விழுதைத் தடவவும். பஜ்ஜி மாவை அதிகமாகத் தண்ணீர் விடாமல் கெட்டியாகக் கரைத்துத் தனியாக வைத்துக்கொள்ளவும். வாணலியில் எண்ணெய் ஊற்றிக் காய்ந்ததும் மீனை பஜ்ஜி

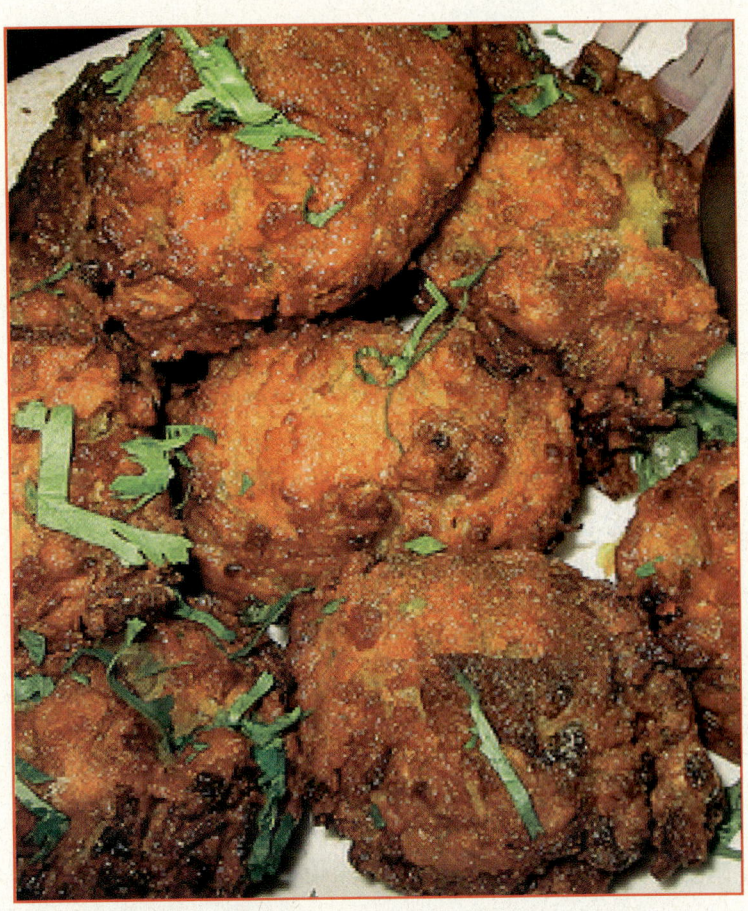

மாவில் தோய்த்து எண்ணெயில் போட்டு பொன் நிறமாக எடுக்கவும்.

சிறிது கொத்தமல்லியைத் தூவி அலங்கரிக்கலாம். இதற்கு சட்னி தேவையில்லை. தேவையென்றால் கொத்தமல்லி சட்னி சேர்த்துக்கொள்ளலாம். மொறு மொறுவென்று ருசியாக இருக்கும்.

19. மீன் கட்லெட்

தேவையானவை

மீன் துண்டு	- 12 வில்லை
(கொடுவா, காலை, கல்வெட்டி, முள் இல்லாதது)	
முட்டை	- 2
பொடி செய்த ரஸ்க் தூள்	- 1 கப்
நெய்	- சிறிதளவு
கேரட் துருவல்	- சிறிதளவு
இஞ்சி விழுது	- ½ டீஸ்பூன்
பூண்டு விழுது	- ½ டீஸ்பூன்
கொத்தமல்லி	- 1 கப்
(பொடியாக நறுக்கியது)	
மிளகு, சீரகம்	- 1 டீஸ்பூன்
(இரண்டும் சேர்த்துப் பொடித்த பொடி)	
மிளகாய்த் தூள்	- 1 டீஸ்பூன்
மஞ்சள் தூள்	- ½ டீஸ்பூன்
உப்பு	- தேவையான அளவு

செய்முறை

மீனை மஞ்சள் தூள் போட்டு நன்றாக அலசவும். மீனின் மேல் இஞ்சி, பூண்டு விழுது, மிளகாய்த் தூள், மஞ்சள் தூள், உப்பு ஆகியவற்றைப் போட்டுப் பிசிறி வைத்துக் கொள்ளவும். முட்டையை மிக்ஸியில் நன்றாக அடித்துத் தனியாக வைத்துக்கொள்ளவும்.

அடுப்பில் தோசைக் கல்லைக் காய வைத்துச் சிறிது நெய் விட்டுக்கொள்ளவும். மசாலாவில் புரட்டிய மீனை

விகடன் பிரசுரம் | 51

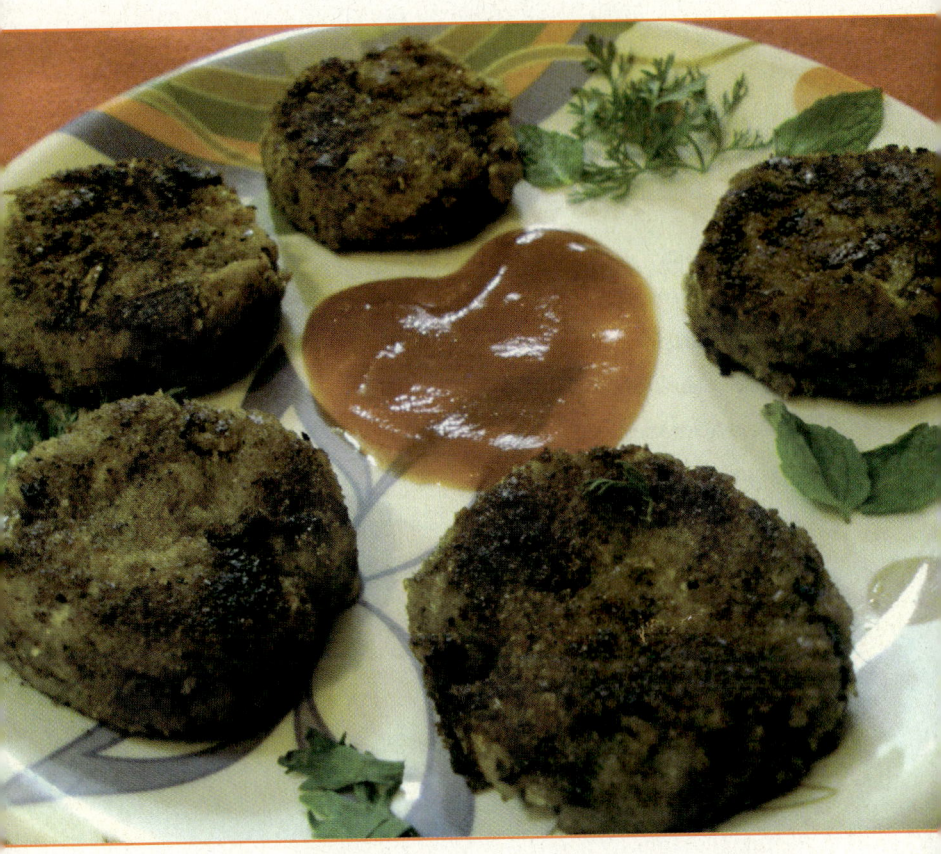

அடித்த முட்டையில் லேசாக தோய்த்துப் புரட்டி தோசைக் கல்லில் போடவும். அடுப்பை மிதமான தீயில் குறைத்துக் கொள்ளவும். மீனின் மேல் ரஸ்க் பொடி, மிளகு, சீரகப் பொடியைத் தூவித் திருப்பி விட்டு மறுபுறம் ரஸ்க் தூள், மிளகு, சீரகத் தூள் தூவி மீண்டும் திருப்பி, கருகிவிடாமல் பொன் நிறத்தில் வறுத்து எடுக்கவும். திருப்பும் போது நெய்விட்டுத் திருப்பவும். பின்பு மீன் கட்லெட்டை ஒரு பிளேட்டில் வைத்து அதன் மீது கொத்தமல்லி, காரட் துருவலைத் தூவி அலங்கரிக்கவும். வேண்டும் என்றால் தக்காளி சாஸ் தொட்டுச் சாப்பிடலாம்.

20. மீன் வடை

தேவையானவை

மீன் துண்டு (முள் இல்லாதது)	- ½ கிலோ
பச்சரிசி மாவு	- 1 கைப்பிடி
சின்ன வெங்காயம்	- 10
பச்சை மிளகாய்	- 2
இஞ்சி சிறிய துண்டு	- 1
கறிவேப்பிலை	- சிறிய கொத்து
கொத்தமல்லி	- சிறிய கொத்து
உளுந்தம் பருப்பு	- 200 கிராம்
சீரகம், சோம்பு, மிளகு (எல்லாம் சேர்த்து)	- ½ டீஸ்பூன்
எண்ணெய், உப்பு	- தேவையான அளவு

செய்முறை

மீனை முள் இல்லாமல் பிரித்துக்கொள்ளவும். பிறகு மஞ்சள் தூள் போட்டு அலசி தண்ணீர் இல்லாமல் பிழிந்து சிறிய துண்டுகளாக நறுக்கிக் கொள்ளவும். கொத்தமல்லி, கறிவேப்பிலை, சின்ன வெங்காயம் ஆகியவற்றைப் பொடியாக நறுக்கிக் கொள்ளவும்.

மிளகாய்த் தூளையும் மஞ்சள் தூளையும் மீனில் போட்டுப் பிசிறிக்கொள்ளவும். வாணலியில் எண்ணெய் விட்டுக் காய்ந்தபின் மீனைப் போட்டு பொன் வறுவல் வருவதற்கு முன்னரே வெள்ளை நிறமாகவே எடுத்துக்கொள்ளவும்.

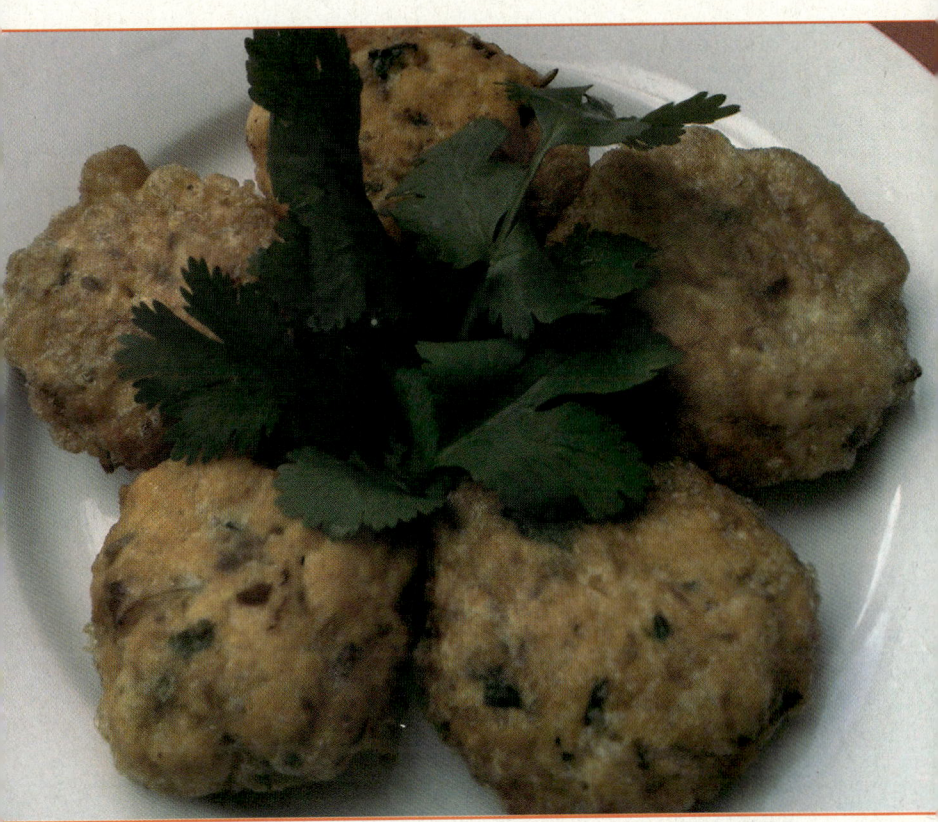

உளுந்து, இஞ்சி, பச்சை மிளகாய், உப்பு சேர்த்து வடைக்கு அரைப்பது போல் அரை பருப்பாக அரைத்துக் கொள்ளவும். அந்தக் கலவையில் ஒரு கைப்பிடி பச்சரிசி மாவு, சீரகம், சோம்பு, மிளகு, கறிவேப்பிலை, கொத்தமல்லி, நறுக்கிய சின்ன வெங்காயம், வறுத்த மீன் எல்லாவற்றையும் சேர்த்துப் பிசைந்து வடையாகத் தட்டி எண்ணெயில் பொறித்து எடுக்கவும்.

இதற்குத் தேங்காய்ச் சட்னி கெட்டியாக அரைத்துச் சாப்பிட்டால் சுவையாக இருக்கும்.

21. மீன் சாப்ஸ்

தேவையானவை

மீன் துண்டு (முள் இல்லாதது)	- ½ கிலோ
பெரிய வெங்காயம்	- 4
தக்காளி	- 2
பச்சை மிளகாய்	- 2
எலுமிச்சம்பழம்	- 1
பூண்டு	- 2 பல்
கறிவேப்பிலை	- சிறிய கொத்து
கொத்தமல்லி	- சிறிய கொத்து
மிளகாய்த் தூள்	- ½ டீஸ்பூன்
மஞ்சள் தூள்	- 1 சிட்டிகை
மிளகு, சோம்பு, சீரகம் (மூன்றும் கலந்து பொடித்தது)	- ½ டீஸ்பூன்
எண்ணெய், உப்பு	- தேவையான அளவு

செய்முறை

மீனை நன்றாகக் கழுவி தண்ணீரை வடித்துக்கொள்ளவும். தக்காளி, வெங்காயம், பூண்டு, பச்சை மிளகாயைப் பொடியாக நறுக்கிக்கொள்ளவும்.

மீனில் உப்பு, மிளகாய்த் தூள், மஞ்சள் தூளைப் போட்டுப் பிசிறி எண்ணெயில் லேசாக வறுத்துக் கொள்ளவும். பின்பு அதே எண்ணெயில் நறுக்கிய தக்காளி, வெங்காயம், பூண்டு, பச்சை மிளகாய், கறிவேப்பிலையைப் போட்டு நன்றாக வதக்கவும். வதங்கியவுடன் மிளகாய்த் தூள், மஞ்சள் தூள், உப்பைப்

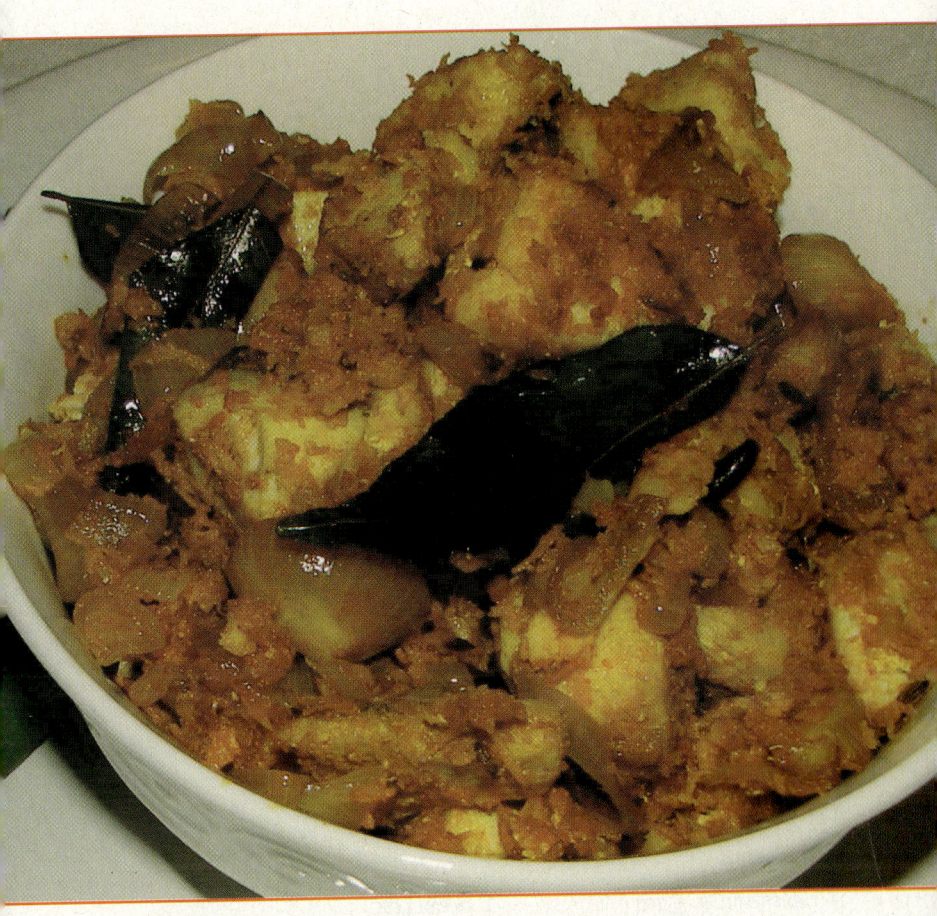

போட்டு சாறு வரும் பதத்தில் வறுத்த மீன்களைப் போட்டு, எலுமிச்சம்பழச் சாற்றை அதில் பிழியவும். பிறகு மிளகு, சோம்பு, சீரகத் தூள் கலவையைத் தூவி இறக்கவும்.

இறக்கியவுடன் கொத்தமல்லியைத் தூவவும். சாப்ஸ் சாறுடன் மீன் ருசியாக இருக்கும்.

22. மீன் சினைக் குழம்பு

தேவையானவை

மீன் சினை	
பெரியதாக இருந்தால்	- 6
சிறியதாக இருந்தால்	- ¼ கிலோ
சின்ன வெங்காயம் (நறுக்கியது)	- ½ கப்
தக்காளி (நறுக்கியது)	- ½ கப்
பச்சை மிளகாய்	- 2
எலுமிச்சம்பழம்	- 1 மூடி
தேங்காய், இஞ்சி (தலா, சிறிய துண்டு)	- 1
பூண்டு	- 4 பல்
கொத்தமல்லி	- சிறிய கொத்து
மசாலா தூள் (கறி)	- 2 டீஸ்பூன்
பட்டை	- 1
மிளகாய்த் தூள்	- 1 டீஸ்பூன்
மஞ்சள் தூள்	- 1 சிட்டிகை
எண்ணெய், உப்பு	- தேவையான அளவு

செய்முறை

மீன் சினையை சுத்தமாகக் கழுவிப் பெரிய சினையாக இருந்தால் துண்டு போட்டுக்கொள்ளவும். வாணலியில் எண்ணெயை ஊற்றிக் காய்ந்ததும் அதில் பட்டையை வெடிக்கவிட்டு நறுக்கிய

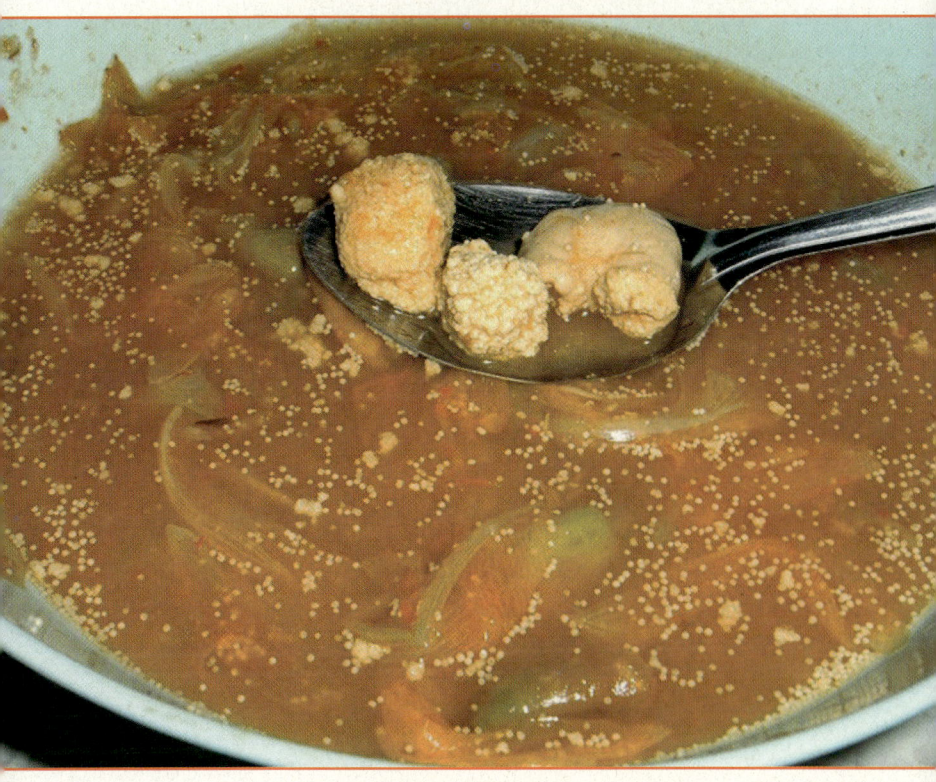

வெங்காயத்தைப் போட்டு வதக்கவும். பிறகு தக்காளி, பச்சை மிளகாய், சினை மீன் ஆகியவற்றைப் போட்டு வதக்கவும். வதங்கியவுடன் மசாலாத் தூள், மிளகாய்த் தூள், மஞ்சள் தூளைப் போட்டுக் கிளறி உப்பைப் போட்டு தண்ணீர் விட்டு மூடவும்.

பின்பு தேங்காய், இஞ்சி, பூண்டு மூன்றையும் விழுதாக அரைத்து சினைக் குழம்பில் போட்டு கொதித்தவுடன் கொத்தமல்லியைப் போட்டு எலுமிச்சம்பழச் சாற்றைப் பிழிந்து அடுப்பை சிம்மில் குறைத்துவைக்கவும். குழம்பு எண்ணெய் விட்டு வரும் பதத்தில் இறக்கவும்.

குழம்பு கெட்டியாக இருந்தால் சுவையாக இருக்கும்.

23. சினை வறுவல்

தேவையானவை

மீன் சினை	- ¼ கிலோ
எலுமிச்சம்பழம்	- 1
தேங்காய் பத்தை, சிறியது	- 1
கறிவேப்பிலை	- சிறிய கொத்து
மிளகு, இஞ்சி, சோம்பு எல்லாம் சேர்த்து அரைத்தது	- 1 டேபிள்ஸ்பூன்
மிளகாய்த் தூள்	- 1 டீஸ்பூன்
மஞ்சள் தூள்	- 1 சிட்டிகை

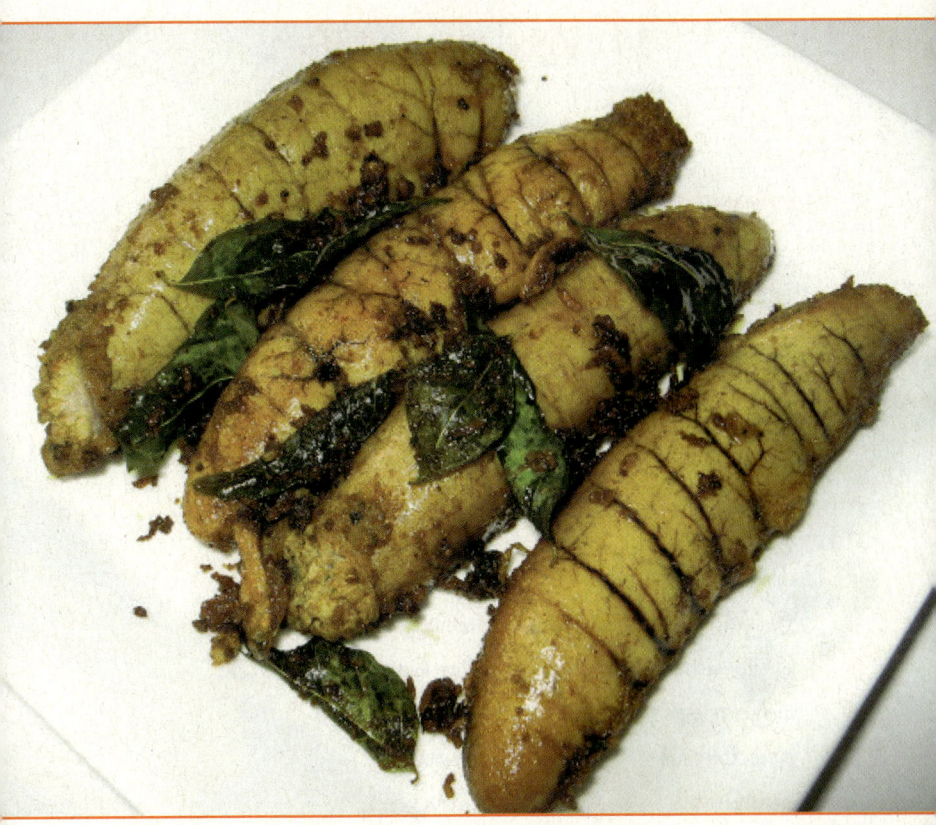

செய்முறை

சினையை கழுவி வைத்துக்கொள்ளவும். மிளகு, இஞ்சி, சோம்பு, தேங்காயைச் சேர்த்து அரைத்து மசாலாவாக ஆக்கிக்கொள்ளவும்.

சினை மீனில் மஞ்சள் தூள், மிளகாய்த் தூள், உப்பு, அரைத்த மசாலாவை எலுமிச்சம்பழ அளவு உருண்டையைப் போட்டு பிசிறிக்கொள்ளவும். வாணலியில் எண்ணெய் விட்டுக் காய்ந்ததும் மீனைப் போட்டுப் பொன் வறுவலாக வறுத்து எடுக்கவும். கறி வேப்பிலையை வறுத்து அதன் மேல் தூவிக்கொள்ளவும்.

24. மீன் பிரட் சாப்ஸ்

தேவையானவை

மீன் துண்டு (முள் இல்லாதது)	- ½ கிலோ
பிரட் பாக்கெட் (பெரியது)	- 1
பெரிய வெங்காயம்	- 5
தக்காளி	- 2
பச்சை மிளகாய் (அல்லது)	- 4
மிளகாய்த் தூள்	- 1½ டீஸ்பூன்
இஞ்சி, பூண்டு விழுது	- 1 டீஸ்பூன்
கொத்தமல்லி	- சிறிய கொத்து
மஞ்சள் தூள்	- ¼ டீஸ்பூன்
கரம் மசாலா	- ½ டீஸ்பூன்
எண்ணெய்	- 4 டீஸ்பூன்
உப்பு, நெய்	- தேவையான அளவு

செய்முறை

மீனை நன்றாகக் கழுவிச் சிறு துண்டுகளாக நறுக்கிப் பிறகு சிறிது மஞ்சள் தூள் போட்டுக் கழுவி வைத்து கொள்ளவும். பெரிய வெங்காயம், தக்காளியைப் பொடியாக நறுக்கிக்கொள்ளவும்.

வாணலியில் 4 டீஸ்பூன் எண்ணெய் விட்டுக் காய்ந்ததும் வெங்காயத்தை போட்டு வதக்கவும். வதங்கியவுடன் மீன், தக்காளி, இஞ்சி, பூண்டு விழுது, கரம் மசாலா, உப்பு, கொத்தமல்லி, பச்சை மிளகாய்

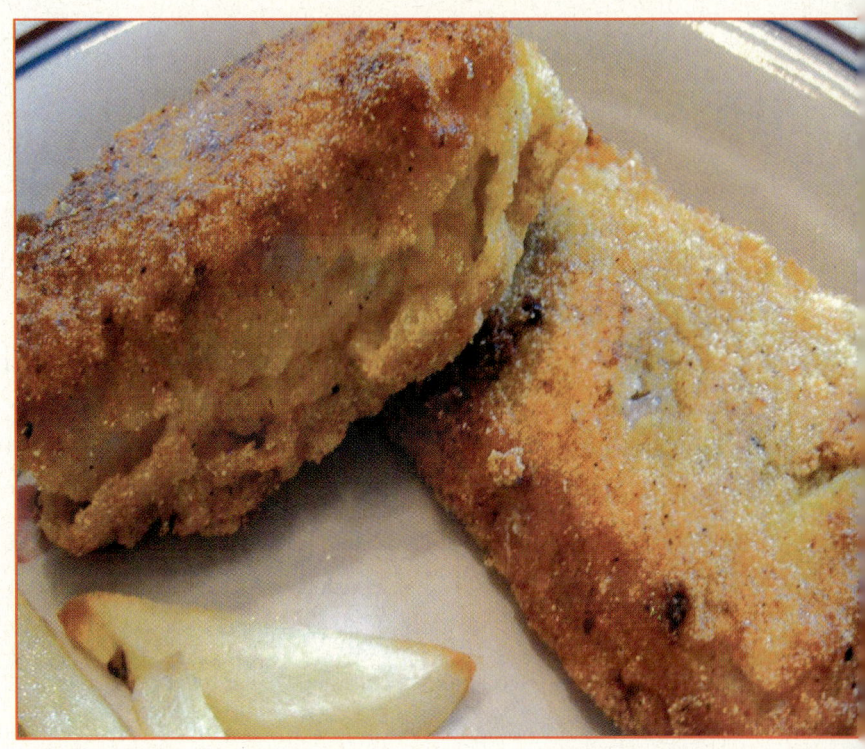

அல்லது மிளகாய்த் தூளைப் போட்டு வதக்கவும். மீன் வெந்ததும் இறக்கிவிடவும்.

தோசைக் கல் காய்ந்ததும் சிறிது நெய் தடவி, 2 பிரட் எடுத்து ஒன்றில் மீன் கலவை சிறிது எடுத்து பிரட் முழுவதும் தடவி மற்றொரு பிரட்டை வைத்து மூடி தோசைக் கல்லில் போட்டு லேசாகச் சிவந்து வரும் வரையில் சுடவும். பிறகு திருப்பிப் போட்டு சுற்றிலும் நெய் விட்டு சிவந்து வரும்போது பிய்ந்து போகாமல் எடுக்கவும்.

இது சாப்பிட சுவையாகவும், மொறு மொறுவென்றும் இருக்கும். சூடாக சாப்பிடவும்.

25. மீன் முட்டை பொடிமாஸ்

தேவையானவை

மீன் துண்டு (முள் இல்லாதது)	- ½ கிலோ
முட்டை	- 3
பெரிய வெங்காயம்	- 4
தக்காளி	- 4
பச்சை மிளகாய்	- 3
கறிவேப்பிலை	- 1 சிறிய கொத்து
கொத்தமல்லி	- 1 சிறிய கொத்து
மிளகு, சீரகம் கலந்த தூள்	- 2 டீஸ்பூன்
மிளகாய்த் தூள்	- 2 டீஸ்பூன்
மஞ்சள் தூள்	- 1 சிட்டிகை
எண்ணெய், உப்பு	- தேவையான அளவு

செய்முறை

மீனை நன்றாகக் கழுவி சிறு துண்டுகளாக நறுக்கிக் கொள்ளவும். அதில் மிளகாய்த் தூள், மஞ்சள் தூளைச் சிறிது சேர்த்துப் பிசிறி வைத்துக்கொள்ளவும். வெங்காயம், தக்காளி, பச்சை மிளகாயைப் பொடியாக நறுக்கிக்கொள்ளவும். வாணலியில் எண்ணெய் விட்டுக் காய்ந்ததும் மீன், நறுக்கிய வெங்காயம், பச்சை மிளகாய், கறிவேப்பிலையைப் போட்டு வதக்கவும். வதங்கியவுடன் தக்காளியைப் போட்டு மேலும் வதக்கவும். தக்காளி வதங்கியவுடன் முட்டைகளை உடைத்து அதில் ஊற்றவும். அடி பிடிக்காமல் கிளறி மஞ்சள் தூள்

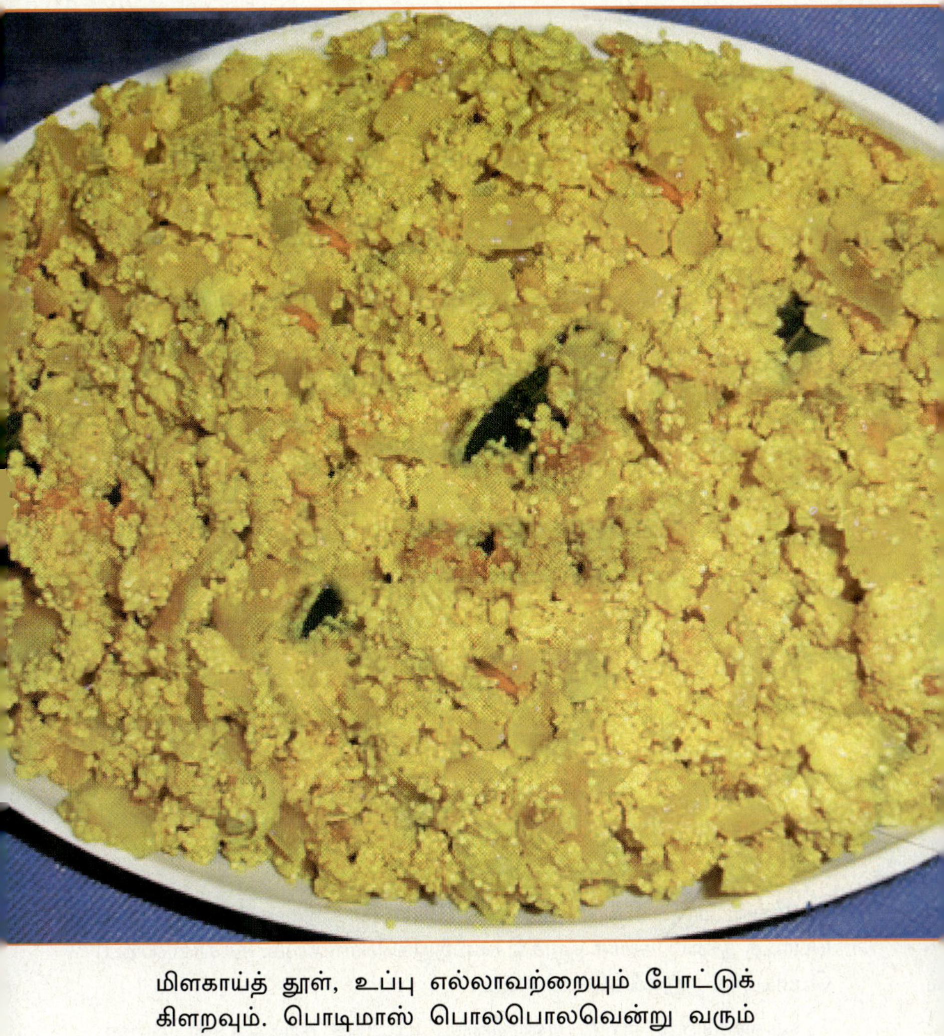

விகடன் பிரசுரம் | 63

மிளகாய்த் தூள், உப்பு எல்லாவற்றையும் போட்டுக் கிளறவும். பொடிமாஸ் பொலபொலவென்று வரும் போது மிளகு, சீரகத் தூள், கொத்தமல்லியைத் தூவி இறக்கவும்.

சாதத்துக்கு இதைச் சேர்த்துக்கொண்டு சூடாக சாப்பிட்டால் சுவையாக இருக்கும்.

26. மீன் தோசை

தேவையானவை

மீன் (முள் இல்லாதது)	- ½ கிலோ
தோசை மாவு, முட்டை	- தேவையான அளவு
வெங்காயம் (சிறு துண்டாக நறுக்கியது)	- ½ கப்
தக்காளி	- 4
பச்சை மிளகாய் (தேவைப்பட்டால்)	- 4
பூண்டு (நசுக்கியது)	- 1 டீஸ்பூன்
மிளகாய்த் தூள்	- 2 டீஸ்பூன்
மஞ்சள் தூள்	- 1 சிட்டிகை
கரம் மசாலா தூள்	- 1 டீஸ்பூன்
எண்ணெய், உப்பு	- தேவையான அளவு

செய்முறை

மீனை மஞ்சள் தூள், உப்பைப் போட்டு நன்றாகக் கழுவி பின் பொடித் துண்டுகளாக நறுக்கி வைத்துக்கொள்ளவும். தக்காளியைப் பொடியாக நறுக்கிக்கொள்ளவும்.

வாணலியில் சிறிது எண்ணெய் விட்டுக் காய்ந்தபின் மீனை லேசாக வறுத்துத் தனியாக எடுத்துவைத்துக் கொள்ளவும். மீண்டும் சிறிது எண்ணெய் விட்டு நறுக்கிய வெங்காயம், பூண்டைப் போட்டு வதக்கவும். பிறகு தக்காளி, மிளகாய்த் தூள், மஞ்சள் தூள், உப்பு ஆகியவற்றைப் போட்டு அடுப்பை சிம்மில் குறைத்து வைத்து வதக்கவும். வதங்கிச் சாறுவிட்டு கிரேவியாக வரும்போது கரம் மசால் பொடியைப் போட்டு அதில் வறுத்த மீனையும் போட்டு

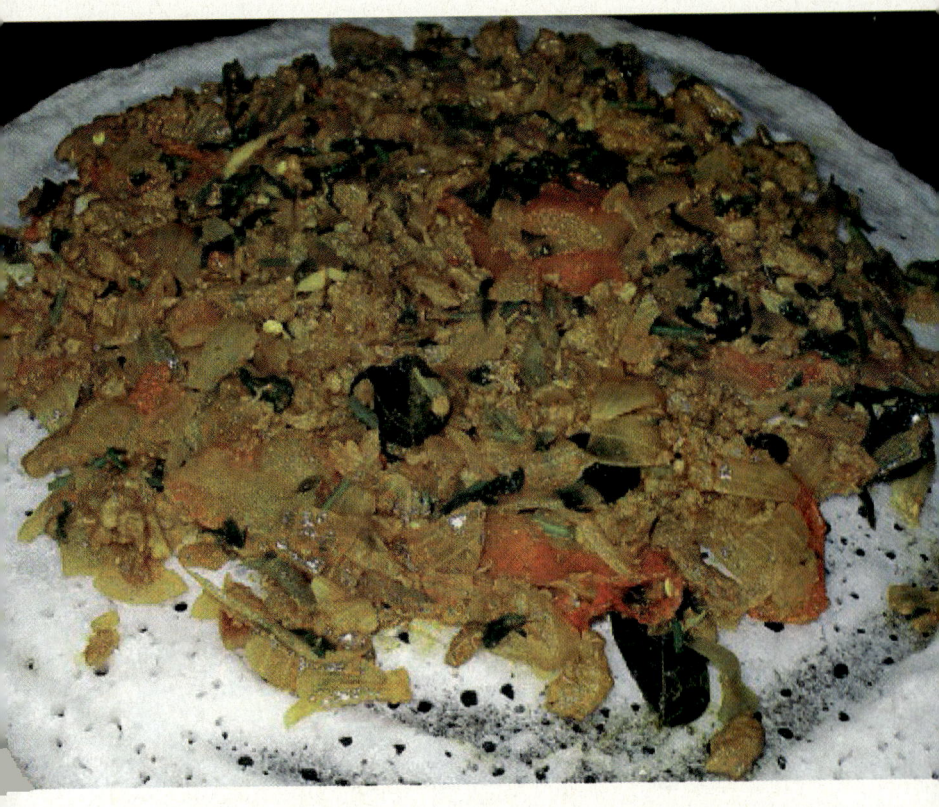

மீன் உடையாமல் கிளறவும். சிறிது நேரம் அடுப்பில் வைத்து இறக்கவும்.

பின்பு தோசைக் கல்லில் எண்ணெய் தடவி மாவு 1 கரண்டி சிறிது கனமாக அடை பதத்துக்கு ஊற்றி, அதன் மேல் 1 முட்டை உடைத்து ஊற்றவும். அதை தோசை அளவுக்கு சமப்படுத்தி அதன் மேல் மீன் கலவையை நடுவில் வைத்து தோசையை சுற்றி எண்ணெய் விட்டு முறுகலாக எடுக்கவும்.

குறிப்பு: தோசையில் முட்டையை ஊற்றியவுடன் அடுப்பை சிம்மில் குறைத்து வைத்து மீன் கலவையை வைக்கவும். ஒரு தோசைக்கு ஒரு டேபிள்ஸ்பூன் அளவு மீனைச் சேர்த்தால் போதும்.

இந்த தோசை சாப்பிட சுவையாக இருக்கும்.

27. மீன் கொத்து பரோட்டா

தேவையானவை

மீன்	- ½ கிலோ
பரோட்டா	- 10
பெரிய வெங்காயம்	- 6
தக்காளி	- 4
பச்சை மிளகாய் (தேவைப்பட்டால்)	- 3
கொத்தமல்லி	- 1 சிறிய கொத்து
கறிவேப்பிலை	- 1 சிறிய கொத்து
கரம் மசாலா தூள்	- 2 டீஸ்பூன்
கறி மசாலா தூள்	- 1 டீஸ்பூன்
மிளகு, சீரகத் தூள் (தேவைப்பட்டால், இரண்டும் சேர்த்து)	- 1 டீஸ்பூன்
மிளகாய்த் தூள்	- 2 டீஸ்பூன்
மஞ்சள் தூள்	- ¼ டீஸ்பூன்
எண்ணெய், உப்பு	- தேவையான அளவு

செய்முறை

மீனை நன்றாகக் கழுவி முள் இல்லாமல் அனைத்தையும் எடுத்துவிட்டுச் பொடியாக நறுக்கிக்கொள்ளவும். மஞ்சள் தூள், மிளகாய்த் தூளை ஒரு தட்டில் போட்டு அதில் மீனைப் புரட்டி எடுக்கவும். ஒரு வாணலியில் எண்ணெய் விட்டுக் காய்ந்தது மீனை வறுத்து எடுத்துத் தனியாக வைத்துக்கொள்ளவும். வெங்காயம், கொத்தமல்லி,

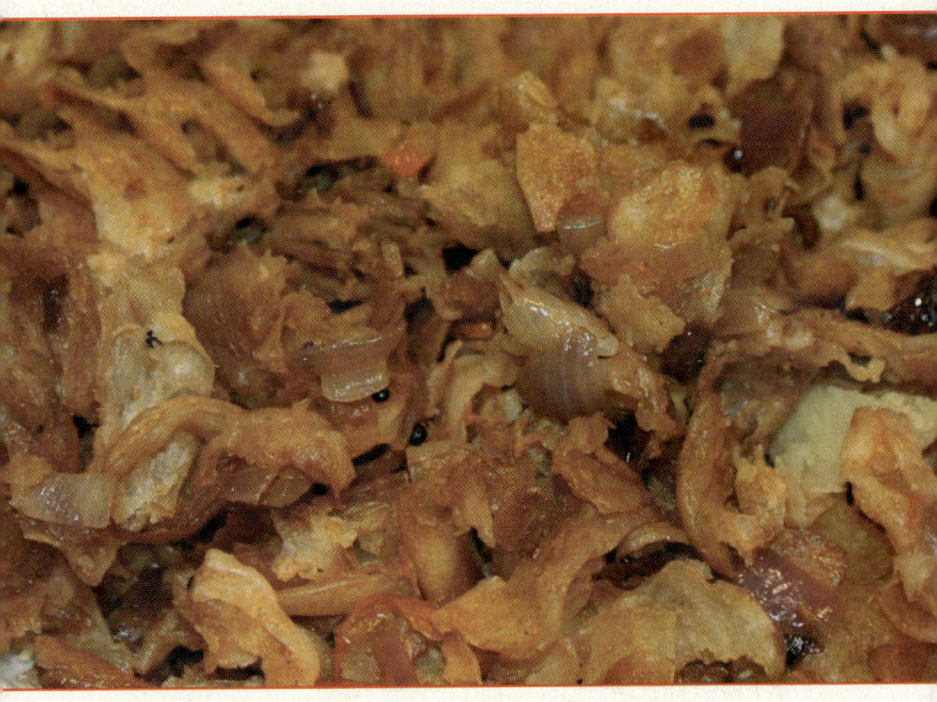

தக்காளி, கறிவேப்பிலை ஆகியவற்றைப் பொடியாக நறுக்கிக்கொள்ளவும்.

வாணலியில் உள்ள அதே எண்ணெயில் பொடியாக நறுக்கிய வெங்காயம் போட்டு வதக்கவும். வதங்கியவுடன் நறுக்கிய தக்காளியைப் போட்டு வதக்கவும். வதங்கியவுடன் கரம் மசாலா தூள், கறி மசாலா தூள், மிளகாய்த் தூள், மஞ்சள் தூள், உப்பு ஆகியவற்றை போட்டு நன்றாக வதக்கவும். வதங்கி கிரேவியாக வரும்போது கறிவேப்பிலை, கொத்த மல்லியைப் போட்டு அடுப்பை சிம்மில் குறைத்து வைக்கவும். கொத்து பரோட்டாவை மிக்ஸியில் அரை அரவையாக அரைத்துக்கொள்ளவும். பரோட்டாவை கிரேவியில் போட்டுக் கிளறி இறக்கவும். தேவைப் பட்டால் மிளகு, சீரகத் தூள் தூவி இறக்கவும்.

28. மீன் கார்ன் ஃப்ளவர் சாப்ஸ்

தேவையானவை

மீன் சிறிய துண்டு (முள் நீக்கியது)	- 10
கார்ன் ஃப்ளவர்	- 1 டேபிள்ஸ்பூன்
தேங்காய்த் துருவல்	- 2 டீஸ்பூன்
கேரட் துருவல்	- 2 டீஸ்பூன்
வெங்காயம்	- 2
இஞ்சி சிறிய துண்டு	- 1
கொத்தமல்லி சிறிய கொத்து	- 1
எலுமிச்சம்பழத் துண்டு (வேண்டும் என்றால்)	- 4
மிளகு, சீரகம் தலா	- 1 டீஸ்பூன்
மஞ்சள் தூள்	- 1 டீஸ்பூன்
மிளகாய்த் தூள்	- 1 டேபிள்ஸ்பூன்
எண்ணெய், உப்பு	- தேவையான அளவு

செய்முறை

மீனை நன்றாகக் கழுவி சிறிது மஞ்சள் தூள், மிளகாய்த் தூள் உப்புத் தடவவும். இஞ்சி, மிளகு, சீரகம் ஆகியவற்றை நைஸ் பொடியாக அரைத்து தூள் தடவிய மீனின் மேல் இந்த விழுதையும் தடவவும்.

வெங்காயத்தைக் குறுக்குவாட்டில் வில்லையாக நறுக்கிக்கொள்ளவும். கொத்தமல்லியைப் பொடியாக நறுக்கிக்கொள்ளவும்.

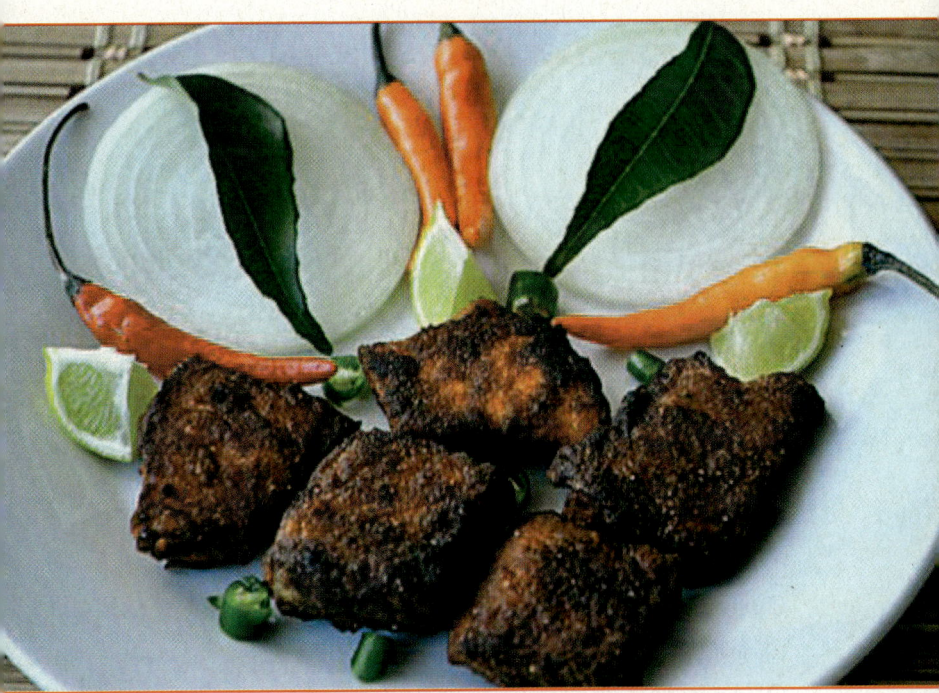

ஒரு தட்டில் கார்ன் ஃப்ளவரைப் பரப்பவும். வாணலியில் எண்ணெய் விட்டுக் காய்ந்ததும் மீனை ஒவ்வொரு ஸ்லைசாக எடுத்துப் கார்ன் மாவில் இரண்டு புறமும் புரட்டி எண்ணெயில் போட்டு கருகாமல் சிவக்க வறுத்து எடுத்து ஒரு தட்டில் வைக்கவும். அதன் மேல் தேங்காய்த் துருவலையும் கொத்தமல்லியையும் தூவி வெங்காய வில்லை, எலுமிச்சம்பழத் துண்டை அடுக்கி வைக்கவும்.

29. மீன் கார போண்டா

தேவையானவை

மீன் துண்டு (முள் இல்லாதது)	- 6
கடலை மாவு	- 100 கிராம்
அரிசி மாவு	- 150 கிராம்
இட்லி மாவு	- 1 டேபிள்ஸ்பூன்
சின்ன வெங்காயம்	- 10
பெரியதாக இருந்தால்	- 4
கறிவேப்பிலை	- 1 சிறிய கொத்து
கொத்தமல்லி	- 1 சிறிய கொத்து
மிளகாய்த் தூள்	- 1 டீஸ்பூன்
பெருங்காயத் தூள்	- ½ டீஸ்பூன்
கேசரி பவுடர்	- 1 சிட்டிகை
எண்ணெய், உப்பு	- தேவையான அளவு

செய்முறை

மீனைக் கழுவி முள்ளை நீக்கி துண்டுகளைக் கறித் துண்டுபோல் துண்டு போட்டுக்கொள்ளவும். அதில் சிறிது உப்பு, மிளகாய்த் தூள் தடவி லேசாக வறுத்துக் கொள்ளவும்.

வெங்காயத்தைப் பொடியாக நறுக்கிக்கொள்ளவும்.

கடலை மாவு, அரிசி மாவு, இட்லி மாவு, மிளகாய்த் தூள், பெருங்காயத் தூள், கேசரி பவுடர், உப்பைக் கலந்து

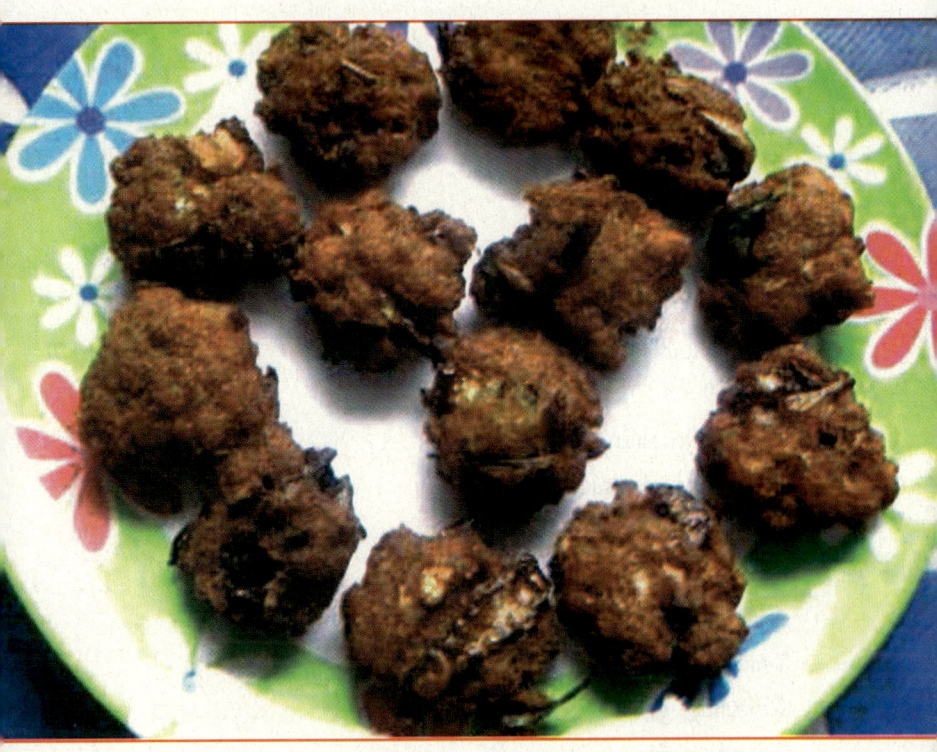

தண்ணீர் சேர்த்து கெட்டியாகப் பிசைந்துகொள்ளவும். தேவைப்பட்டால் சிறிது இட்லி சோடா மாவு சேர்க்கலாம். இதில் நறுக்கிய வெங்காயம், கறிவேப்பிலை, கொத்த மல்லி, வறுத்த மீன் துண்டு ஆகியவற்றைப் போட்டு வடைக்கு இருப்பது போன்ற பதத்தில் பிசைந்து கொள்ளவும். வாணலியில் எண்ணெயை ஊற்றிக் காய்ந்ததும் சிறு உருண்டைகளாகப் போட்டு பொன் நிறமாக வறுத்து எடுக்கவும்.

இது சாப்பிட சுவையாகவும், மணமாகவும் இருக்கும்.

30. மீன் சினைப் பொடிமாஸ்

தேவையானவை

மீன் சினை	- 10
முட்டை	- 2
வெங்காயம்	- 2
தக்காளி	- 1
பச்சை மிளகாய்	- 1
தேங்காய்த் துருவல்	- 1 டீஸ்பூன்
கறிவேப்பிலை	- 1 சிறிய கொத்து
கொத்தமல்லி	- 1 சிறிய கொத்து
மிளகு, சீரகத் தூள்	- 1 டீஸ்பூன்
சோம்புத் தூள்	- 1 சிட்டிகை
மிளகாய்த் தூள்	- ½ டீஸ்பூன்
மஞ்சள் தூள்	- 1 சிட்டிகை
எண்ணெய், உப்பு	- தேவையான அளவு

செய்முறை

மீன் சினையை நன்றாகக் கழுவி சிறு துண்டுகளாக நறுக்கிக்கொள்ளவும். வெங்காயம், தக்காளி, கறிவேப்பிலை, கொத்தமல்லியைப் பொடியாக நறுக்கிக்கொள்ளவும்.

வாணலியில் எண்ணெயை ஊற்றிக் காய்ந்ததும் சினையை முதலில் போடவும். இரண்டு தடவை கிளறியதும், வெங்காயத்தைப் போட்டு வதக்கவும். வெங்காயம் வதங்கியவுடன் தக்காளி, பச்சை மிளகாயைப் போட்டு

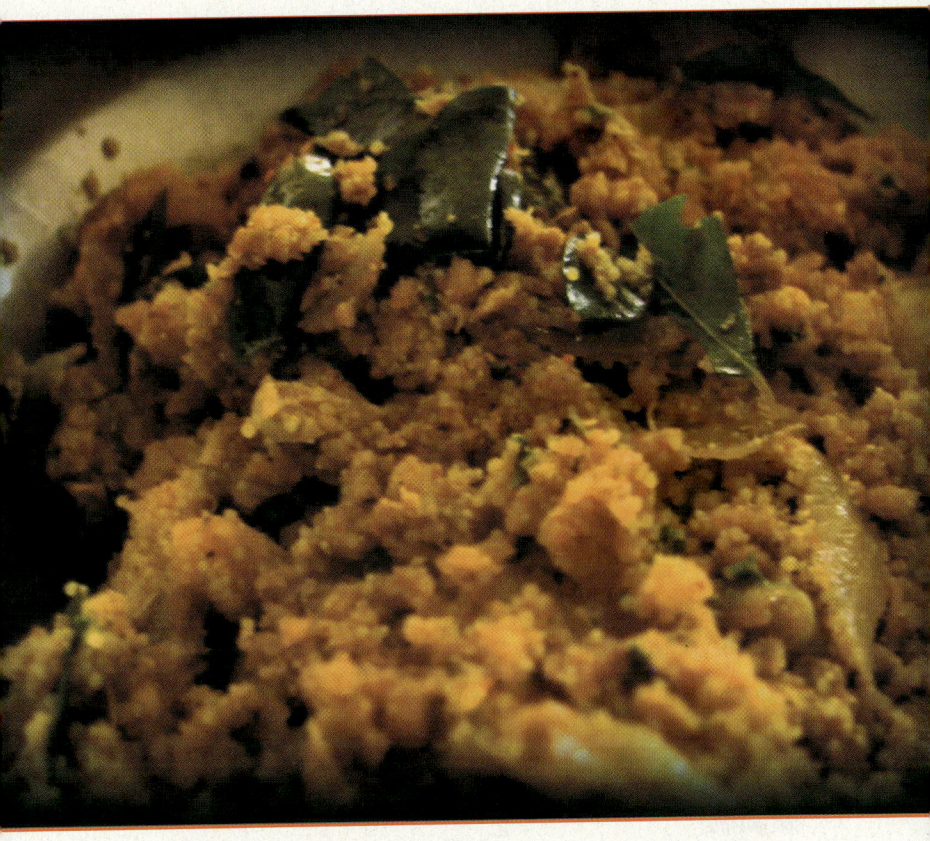

மேலும் வதக்கவும். பிறகு முட்டையை உடைத்து ஊற்றிக் கிளறி மிளகாய்த் தூள், மஞ்சள் தூள், உப்பைப் போட்டுக் கிளறவும். முட்டை சுருண்டு வரும்போது மிளகு, சீரகத் தூள், சோம்புத் தூள், தேங்காய்த் துருவல், கறிவேப்பிலை, கொத்தமல்லியைத் தூவி இறக்கவும்.

இது சாப்பிட சுவையாக இருக்கும்.

31. மீன் பிரியாணி

தேவையானவை

மீன் துண்டு (முள் இல்லாதது)	- ½ கிலோ
பிரியாணி அரிசி	- ½ கிலோ
தயிர்	- 150 கிராம்
நெய்	- 50 கிராம்
பெரிய வெங்காயம்	- 3
தக்காளி	- 4
பச்சை மிளகாய்	- 4
எலுமிச்சம்பழம்	- 2
இஞ்சி, பூண்டு விழுது	- 2 டீஸ்பூன்
கொத்தமல்லி	- 1 சிறிய கொத்து
புதினா	- 1 சிறிய கொத்து
பட்டை	- 3
ஏலக்காய்	- 2
கிராம்பு	- 1
மிளகாய்த் தூள்	- 1 டீஸ்பூன்
எண்ணெய்	- 100 கிராம்
உப்பு	- தேவையான அளவு

செய்முறை

முதலில் அரிசியைத் தண்ணீரில் அரை மணி நேரம் ஊறவைக்கவும்.

மீனை நன்றாகக் கழுவிச் சுத்தம் செய்து தண்ணீரை வடியவிடவும். பட்டை, ஏலக்காய், கிராம்பு

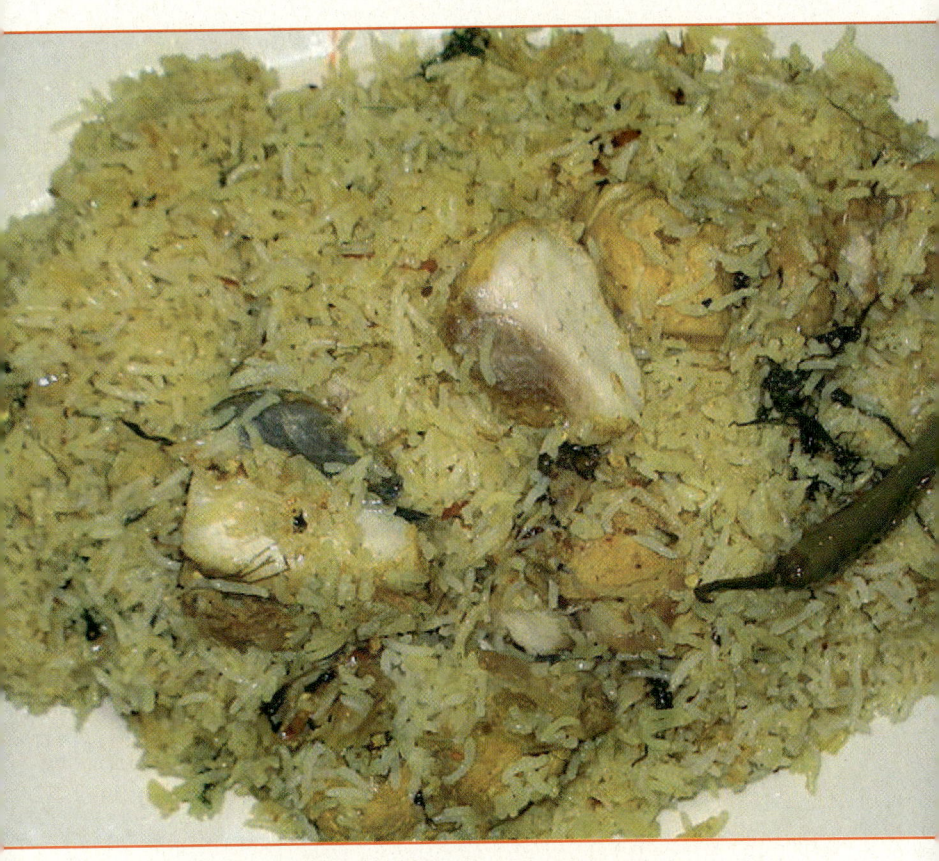

ஆகியவற்றைப் பொடி செய்துகொள்ளவும். வெங்காயம், தக்காளி, கொத்தமல்லி, புதினா ஆகியவற்றைப் பொடியாக நறுக்கிக்கொள்ளவும்.

வாணலியில் எண்ணெய், நெய் இரண்டையும் ஊற்றிக் காய்ந்ததும், நறுக்கிய வெங்காயத்தைப் போட்டு வதக்கவும். வெங்காயம் வதங்கியவுடன் தக்காளி, இஞ்சிப் பூண்டு விழுது, உப்பு, மிளகாய்த் தூள், கொத்தமல்லி, புதினா ஆகியவற்றைப் போட்டு நன்றாக வதக்கவும். பட்டை, ஏலக்காய், கிராம்புப் பொடியைத் தூவி நன்றாக வதக்கவும். பச்சை மிளகாய், தயிரை இதில் சேர்த்துக் கிளறவும். பிறகு

எலுமிச்சம்பழச் சாற்றை இதில் பிழிந்து, கிரேவியாக வரும்போது மீன் துண்டுகளைப் போட்டுக் கிளறி, ½ கிலோ அரிசிக்கு 1 கிலோ தண்ணீர் என்ற அளவில் தண்ணீர் விட்டுப் பாத்திரத்தை மூடவும்.

ஊறிய அரிசியைக் கழுவித் தண்ணீரை வடியவிட்டு, மீன் கலவை கொதி வந்த பின் அரிசியைப் போடவும். அரிசி வெந்ததும் மீன் உடைந்துவிடாமல் கிளறிவிட்டு அடுப்பை சிம்மில் வைக்கவும். வேறு அடுப்பில் தோசைக் கல்லை வைத்து அதன் மேல் பிரியாணிச் சட்டியை வைத்து மூடி அதன் மேல் ஒரு சட்டியில் தண்ணீர் வைத்து தம் போடவும்.

சிறிது நேரம் கழித்து சோற்றுப் பதம் பார்த்து பிரியாணியை இறக்கவும்.

எலுமிச்சம்பழ வில்லைகளை அடுக்கி வைத்து, கொத்தமல்லியைத் தூவி அலங்கரிக்கலாம்.

குறிப்பு: அரிசியைப் பாத்திரத்தில் போடும்போது உப்பு, காரம், கலர் இவை தேவைப்பட்டால் சேர்த்துக் கொள்ளலாம்.

இறால்

1. தேங்காய்ப் பால் இறால் பொறியல்

தேவையானவை

இறால்	- ½ கிலோ
தேங்காய்ப் பால் (கெட்டியாக)	- ½ கப்
சின்ன வெங்காயம்	- 10
தக்காளி	- 3
பூண்டு	- 6 பல்
பச்சை மிளகாய்	- 2
புளி	- எலுமிச்சம் பழம் அளவு
தனியா தூள்	- 1 டேபிள்ஸ்பூன்
மிளகாய்த் தூள்	- 2 டீஸ்பூன்
மஞ்சள் தூள்	- ¼ டீஸ்பூன்
எண்ணெய், உப்பு	- தேவையான அளவு

செய்முறை

இறாலை நன்றாகச் சுத்தம் செய்து மஞ்சள் தூள், உப்பைப் போட்டுக் குலுக்கி மீண்டும் நன்றாக அலசிக் கொள்ளவும். பெரிய இறாலாக இருந்தால் 2 துண்டுகளாக நறுக்கிக்கொள்ளவும். சிறிய இறாலாக இருந்தால் அப்படியே முழுசாகப் போடலாம்.

சின்ன வெங்காயம், பூண்டு ஆகியவற்றை விழுதாக இல்லாமல் பாதி அரவையாக அம்மியில் வைத்து அரைத்துக்கொள்ளவும். தக்காளியைப் பொடியாக நறுக்கிக்கொள்ளவும். பச்சை மிளகாயை முழுசாகப் போடலாம். புளியைக் கரைத்துக்கொள்ளவும்.

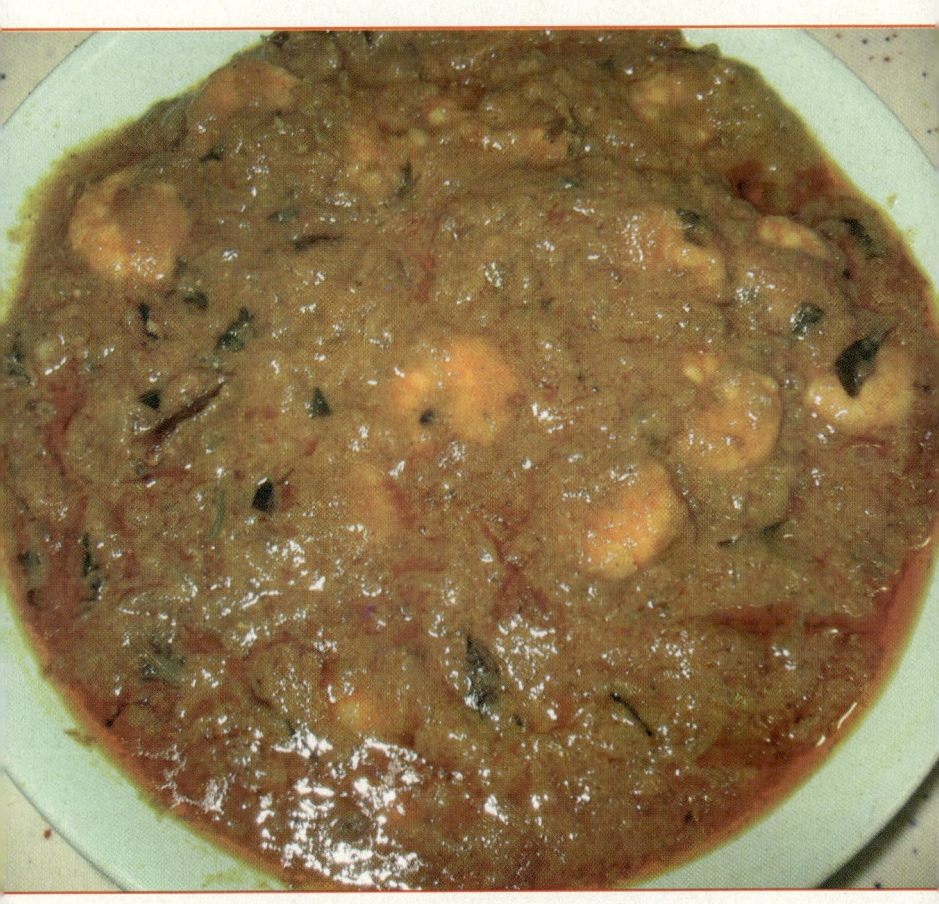

இறாலில் புளிக் கரைசலை விட்டு, உப்பு, தனியா, மஞ்சள் தூள், மிளகாய்த் தூள் 1 டீஸ்பூன் ஆகியவற்றைப் போட்டு கெட்டியாகப் பிசைந்து கொள்ளவும்.

வாணலியில் எண்ணெயை ஊற்றிக் காய்ந்ததும் வெங்காயம், பூண்டு, தக்காளி, பச்சை மிளகாயைப் போட்டு வதக்கவும். கலவை வதங்கியவுடன் மீதியுள்ள 1 டீஸ்பூன் மிளகாய்த் தூளைப் போட்டுக் கிளறவும். பிறகு இறால் கலவையைப் போட்டு

மூடவும். இறால் வெந்து சாறு சுண்டியவுடன் தேங்காய்ப் பாலை விட்டு ஒரு கொதி வந்தவுடன் அடுப்பை சிம்மில் குறைத்துச் சிறிது நேரம் வைக்கவும். பின்பு எண்ணெய் மிதந்து வரும்போது இறக்கிவிடவும்.

சாதத்துக்கு சேர்த்துக்கொண்டு சாப்பிட்டால் சுவையாக இருக்கும்.

குறிப்பு: இந்த இறால் பொறியலை பிரட், தோசை, இடியாப்பம், ஆப்பம், இவற்றுக்குத் தொட்டுக்கொண்டால் ரொம்ப சுவையாக இருக்கும்.

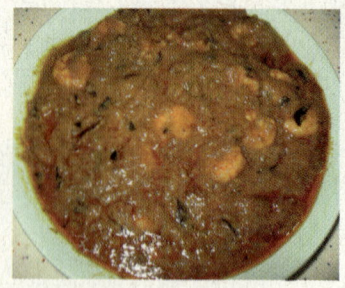

2. இறால் பீர்க்கங்காய்ப் பொறியல்

தேவையானவை

இறால்	- ½ கிலோ
பீர்க்கங்காய்	
சிறியதாக இருந்தால்	- 4
பெரியதாக இருந்தால்	- 2
சின்ன வெங்காயம்	- 8
அல்லது	
பெரிய வெங்காயம்	- 2
தக்காளி	- 2
பச்சை மிளகாய்	- 2
தேங்காய் விழுது	- 2 டீஸ்பூன்
பூண்டு	- 2 பல்
இஞ்சி விழுது	- ½ டீஸ்பூன்
கொத்தமல்லி	- 1 சிறிய கொத்து
கறிவேப்பிலை	- 1 சிறிய கொத்து
கடுகு, உளுந்து	- ¼ டீஸ்பூன்
(இரண்டையும் சேர்த்து)	
மிளகு, சீரகம், சோம்பு, கொத்தமல்லி பொடி	
	- 1 டீஸ்பூன்
(எல்லாவற்றையும் சேர்த்து அரைத்தது)	
மஞ்சள் தூள்	- ¼ டீஸ்பூன்
உப்பு	- தேவையான அளவு

செய்முறை

இறாலை நன்றாகச் சுத்தம் செய்து மஞ்சள் தூள், உப்பைப் போட்டுக் குலுக்கி மீண்டும் நன்றாக அலசிக்கொள்ளவும்.

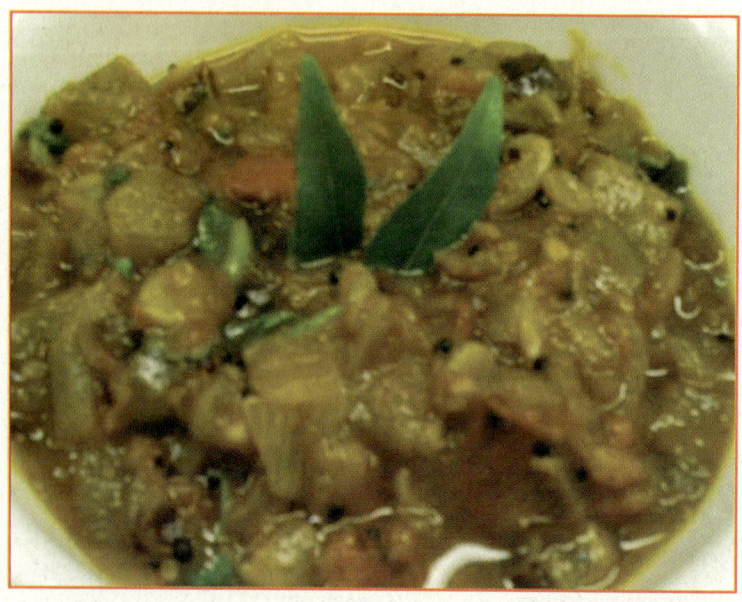

பீர்க்கங்காய் தோலைச் சீவி வட்ட வில்லையாக நறுக்கிக் கொள்ளவும். வெங்காயம், தக்காளியைப் பொடியாக நறுக்கிக் கொள்ளவும். பூண்டை அரை அரவையாக நசுக்கிக்கொள்ளவும். பச்சை மிளகாயை அப்படியே முழுசாகப் போடலாம்.

வாணலியில் எண்ணெயை ஊற்றிக் காய்ந்ததும் கடுகு, உளுந்தை வெடிக்க விடவும். அதில் நறுக்கிய வெங்காயம், கறிவேப்பிலை, இறாலைப் போட்டு நன்றாக வதக்கவும். இறால் வதங்கிய பிறகு பீர்க்கங்காய், பச்சை மிளகாய், தக்காளியைப் போட்டு நன்றாக வதக்கவும். பீர்க்கங்காய் வதங்கிய பின் மஞ்சள் தூள், மிளகு சாமான் பொடி, இஞ்சி விழுது, நசுக்கிய பூண்டு, உப்பைப் போட்டு நன்றாக வதக்கவும். வதங்கியவுடன் தேங்காய் விழுதைப் போட்டு சாறு கிரேவியாக இருந்தால் அடுப்பை சிம்மில் குறைத்துவைத்துப் பாத்திரத்தை மூடவும். பொரியல் பொலபொல வென்று இருந்தால் சிறிது தண்ணீர் தெளித்து வெந்ததும் கொத்தமல்லியைப் போட்டு சிறிது நேரம் கழித்து இறக்கவும்.

குறிப்பு: இந்தப் பொறியல் சாதத்துக்கு தொட்டுக்கொள்ளவும், சாதத்தில் பிசைந்து சாப்பிடவும் சுவையாக இருக்கும்.

3. இறால் கிரேவி

தேவையானவை

இறால்	- ½ கிலோ
சின்ன வெங்காயம்	- 10
பெரிய வெங்காயம்	- 3
தக்காளி	- 4
பச்சை மிளகாய்	- 2
பூண்டு பெரியது	- 5 பல்
கறிவேப்பிலை	- சிறிய கொத்து
கொத்தமல்லி	- சிறிய கொத்து
மிளகு, சீரகம் (இரண்டும் கலந்து பொடி செய்தது)	- 1 டீஸ்பூன்
மிளகாய்த் தூள்	- 2 டீஸ்பூன்
மஞ்சள் தூள்	- ¼ டீஸ்பூன்
எண்ணெய்	- 6 டீஸ்பூன்
உப்பு	- தேவையான அளவு

செய்முறை

இறாலை நன்றாகச் சுத்தம் செய்து மஞ்சள் தூள், உப்பைப் போட்டுக் குலுக்கி மீண்டும் நன்றாக அலசிக் கொள்ளவும். தக்காளி, வெங்காயம், பூண்டைத் தனித் தனியாகப் பொடியாக நறுக்கிக்கொள்ளவும்.

வாணலியில் எண்ணெய் விட்டுக் காய்ந்ததும் இறால், வெங்காயம், பூண்டைப் போட்டு நன்றாக வதக்கவும். பின்பு கறிவேப்பிலை, தக்காளி, பச்சை மிளகாய், மஞ்சள் தூள், மிளகாய்த் தூள், உப்பைப் போட்டு அடுப்பை சிம்மில்

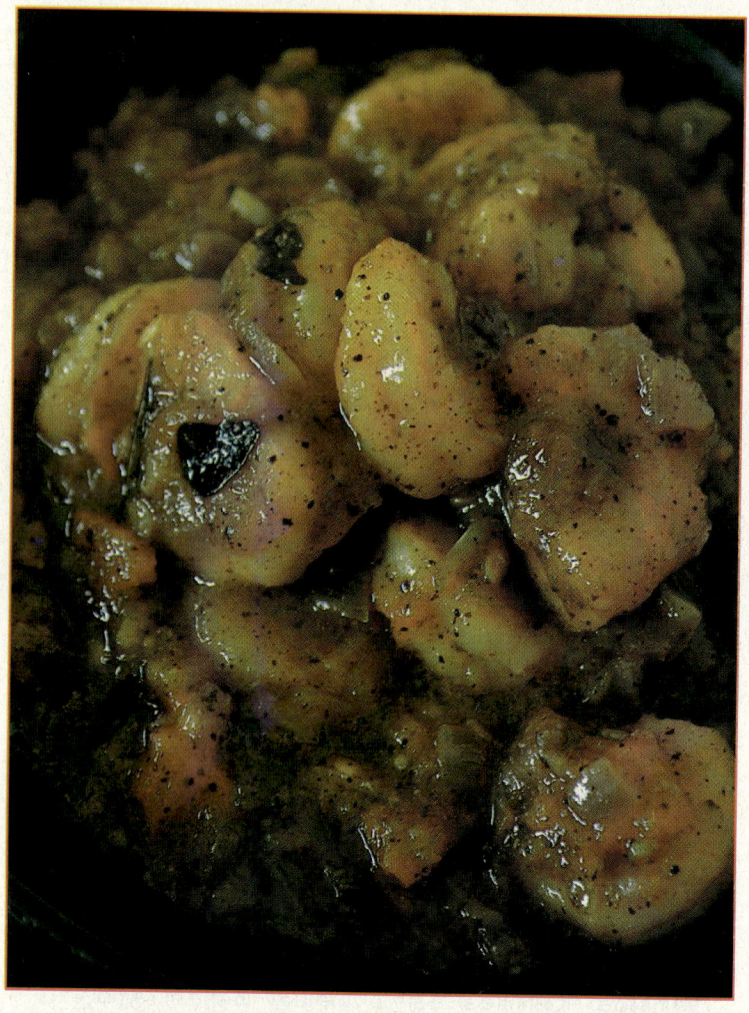

குறைத்துவைத்து வதக்கவும். இறால் வெந்து கிரேவி எண்ணெய் விட்டு வரும்போது கொத்தமல்லி, மிளகு, சீரகத் தூளைப் போட்டு இறக்கவும்.

இது சாம்பார், ரசம் சாதத்துக்கு தொட்டுக்கொள்ள சுவையாக இருக்கும்.

4. இறால் வறுவல்

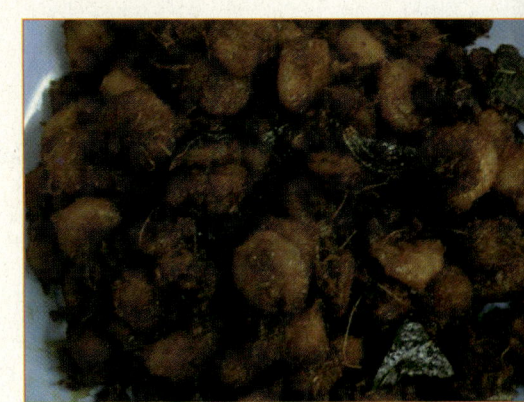

தேவையானவை

இறால் - ½ கிலோ
இஞ்சி - 1
(சிறிய துண்டு)
பூண்டு - ½ கப்
(பொடியாக நறுக்கியது)
சீரகம் - 1 டீஸ்பூன்
மிளகு - ¼ டீஸ்பூன்
எண்ணெய், உப்பு - தேவையான அளவு

செய்முறை

இறாலை நன்றாகச் சுத்தம் செய்து மஞ்சள் தூள், உப்பைப் போட்டுக் குலுக்கி மீண்டும் நன்றாக அலசிக்கொள்ளவும்.

இஞ்சி, மிளகு, சீரகத்தை அம்மியில் வைத்து விழுதாக அரைத்துக்கொள்ளவும்.

வாணலியில் எண்ணெய் விட்டுக் காய்ந்ததும் இறால், நறுக்கிய பூண்டைப் போட்டு வதக்கவும். வதங்கியவுடன் இஞ்சி சாமான் விழுது, உப்பைப் போட்டு அடுப்பை சிம்மில் குறைத்துவைத்து பொன் முறுவலாக வறுக்கவும்.

குறிப்பு: தேவைப்பட்டால் மிளகாய்த் தூள் சேர்த்துக்கொள்ளலாம்.

5. இறால் பொடிமாஸ்

தேவையானவை

இறால்	- ½ கிலோ
பெரிய வெங்காயம்	- 4
இஞ்சி சிறிய துண்டு	- 1
பூண்டு	- 5 பல்
பச்சை மிளகாய்	- 2
கறிவேப்பிலை	- சிறிய கொத்து
கொத்தமல்லி	- சிறிய கொத்து
கடுகு, உளுந்து (இரண்டும் சேர்ந்து)	- ¼ டீஸ்பூன்
மிளகு, சீரகப் பொடி (இரண்டும் சேர்த்துப் பொடித்தது)	- 2 டீஸ்பூன்
சோம்புப் பொடி	- ¼ டீஸ்பூன்
மஞ்சள் தூள்	- 1 சிட்டிகை
எண்ணெய்	- 4 டீஸ்பூன்
உப்பு	- தேவையான அளவு

செய்முறை

இறாலை வாடை போக சுத்தம் செய்துகொள்ளவும். அடுப்பில் வெறும் வாணலியை வைத்து அதில் இறால், மஞ்சள் தூளைப் போட்டு சிறிது நேரம் வதக்கவும். பின்பு அதில் உள்ள தண்ணீரை வடித்துவிட்டு மிக்ஸியில் ஒரு சுற்று அரைத்தால் இறால் பொலபொலவென்று உதிரியாக வரும்.

பெரிய வெங்காயத்தைப் பொடியாக நறுக்கிக்கொள்ளவும். இஞ்சியை விழுதாக அரைத்துக்கொள்ளவும். பூண்டை

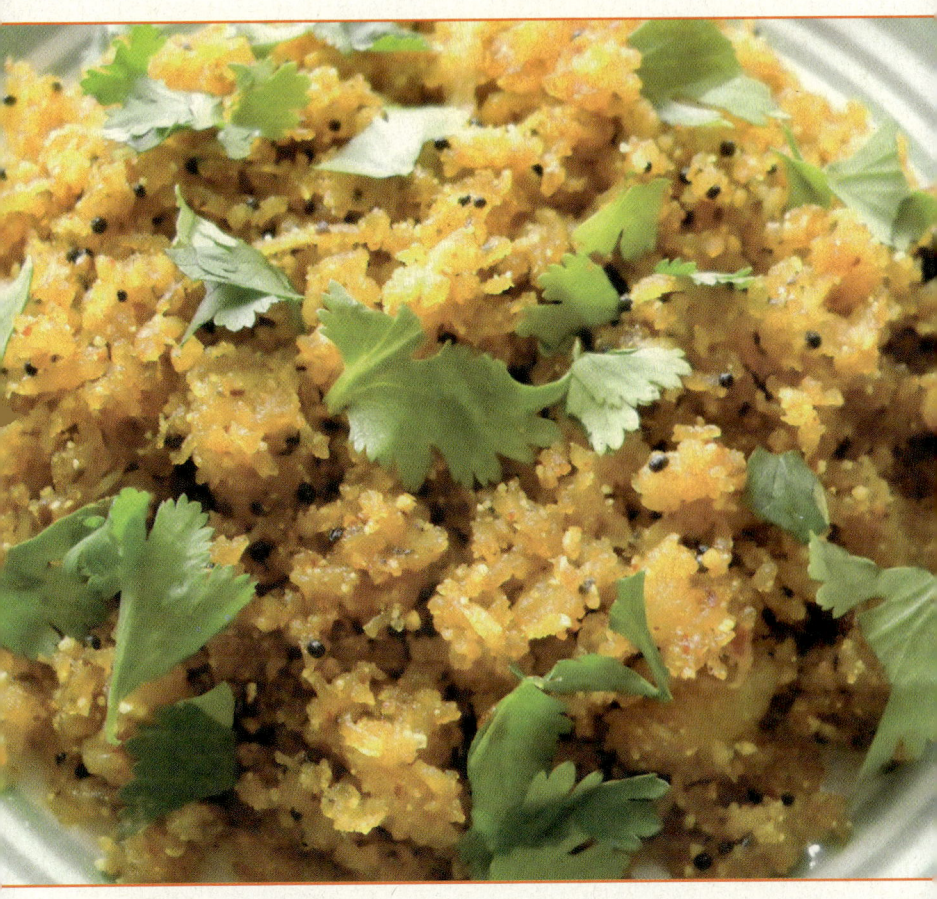

லேசாக நசுக்கிக்கொள்ளவும். வாணலியில் எண்ணெய் விட்டுக் காய்ந்ததும் கடுகு, உளுந்தை வெடிக்கவிடவும். பிறகு வெங்காயம் கறிவேப்பிலையை போட்டு மிளகாயைக் கிள்ளிப் போட்டு நன்றாக வதக்கவும். பிறகு இறால், இஞ்சி, பூண்டு, உப்பு, சோம்புப் பொடியைப் போட்டு மேலும் வதக்கவும். பிறகு மிளகு, சீரகத் தூள், கொத்தமல்லியைத் தூவி, அடி பிடிக்காமல் கிளறிவிட்டு இறக்கவும்.

குறிப்பு: தேவைப்பட்டால் தேங்காய்த் துருவல் சேர்த்துக் கொள்ளவும்.

6. இறால் குழம்பு

தேவையானவை

இறால்	- ½ கிலோ
தக்காளி	- 2
சின்ன வெங்காயம்	- 15
பச்சை மிளகாய்	- 2
தேங்காய் விழுது (விழுதாக அரைத்தது)	- 2 டீஸ்பூன்
வெள்ளைப் பூண்டு	- 8 பல்
கொத்தமல்லி	- சிறிய கொத்து
புளி (சிறிய எலுமிச்சம்பழம் அளவு)	- 1 உருண்டை
தனியா தூள்	- 1 டேபிள்ஸ்பூன்
மிளகாய்த் தூள்	- 1½ டீஸ்பூன்
மஞ்சள் தூள்	- ¼ டீஸ்பூன்
எண்ணெய், உப்பு	- தேவையான அளவு

செய்முறை

வெங்காயம், பூண்டு, தக்காளியைச் சிறு துண்டாக நறுக்கிக்கொள்ளவும்.

இறாலை நன்றாகக் கழுவிச் சுத்தம் செய்து புளி, உப்புக் கரைசலில் போடவும். தனியா தூள், மஞ்சள் தூள், மிளகாய்த் தூள், தேங்காய் விழுது ஆகியவற்றைப் புளிக் கரைசலில் போட்டு குழம்பாகக் கலந்துகொள்ளவும்.

வாணலியில் எண்ணெயை ஊற்றிக் காய்ந்ததும் வெங்காயம், பூண்டு இரண்டையும் போட்டு நன்றாக

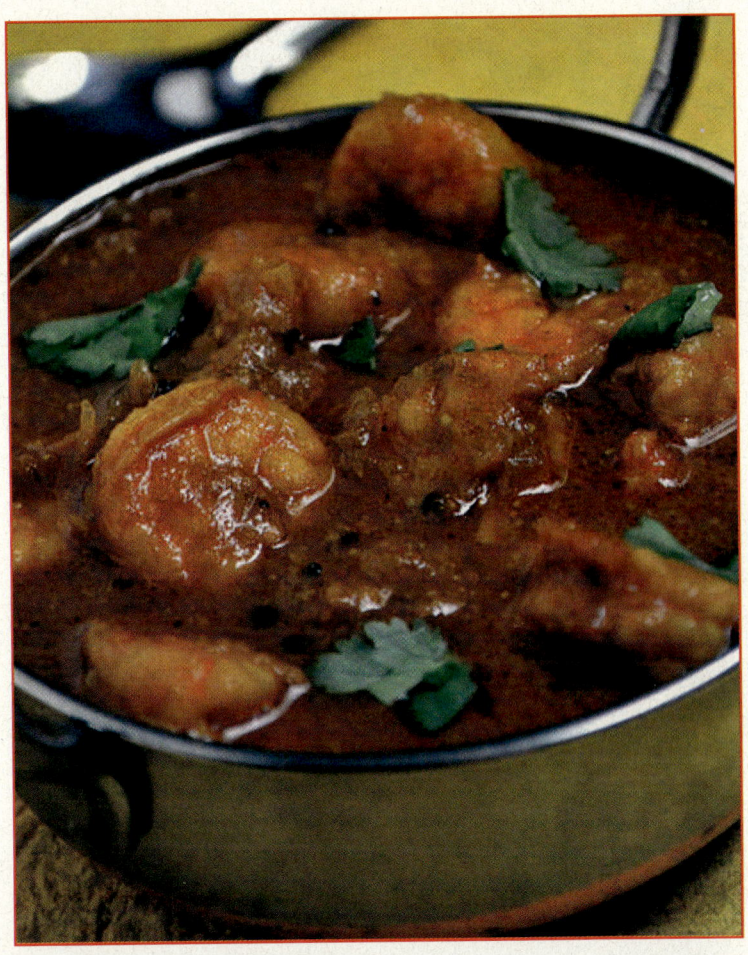

வதக்கவும். பிறகு தக்காளி, பச்சை மிளகாயைப் போட்டு மேலும் வதக்கவும். பிறகு இறால் குழம்பை ஊற்றிப் பாத்திரத்தை மூடவும். இறால் வெந்து எண்ணெய் மிதந்து வரும்போது இறக்கிவிடவும். பிறகு கொத்தமல்லியைத் தூவவும்.

இந்தக் குழம்பு சுவையும் மணமுமாக இருக்கும்.

சாதம், இட்லி, தோசைக்குத் தொட்டுக்கொண்டால் சுவையாக இருக்கும்.

7. இறால் பிரியாணி

தேவையானவை

இறால்	- ½ கிலோ
பிரியாணி அரிசி	- ½ கிலோ
தயிர்	- 150 கிராம்
நெய்	- 100 கிராம்
பெரிய வெங்காயம்	- 3
தக்காளி	- 4
பச்சை மிளகாய்	- 3
கொத்தமல்லி, புதினா (இரண்டும் சேர்த்து)	- ஒரு கைப்பிடி
எலுமிச்சம்பழம்	
பெரியதாக இருந்தால்	- 1
சிறியதாக இருந்தால்	- 2
பூண்டு	- 10 பல்
இஞ்சி விழுது	- 2 டீஸ்பூன்
பட்டை (நடுத்தர அளவில், தாளிப்புக்கு)	- 2
மிளகாய்த் தூள்	- 1 டீஸ்பூன்
மிளகு, சீரகம் சேர்ந்த பொடி	- 1 டீஸ்பூன்
ஏலக்காய்	- 2
கிராம்பு	- 1
எண்ணெய்	- 50 மில்லி

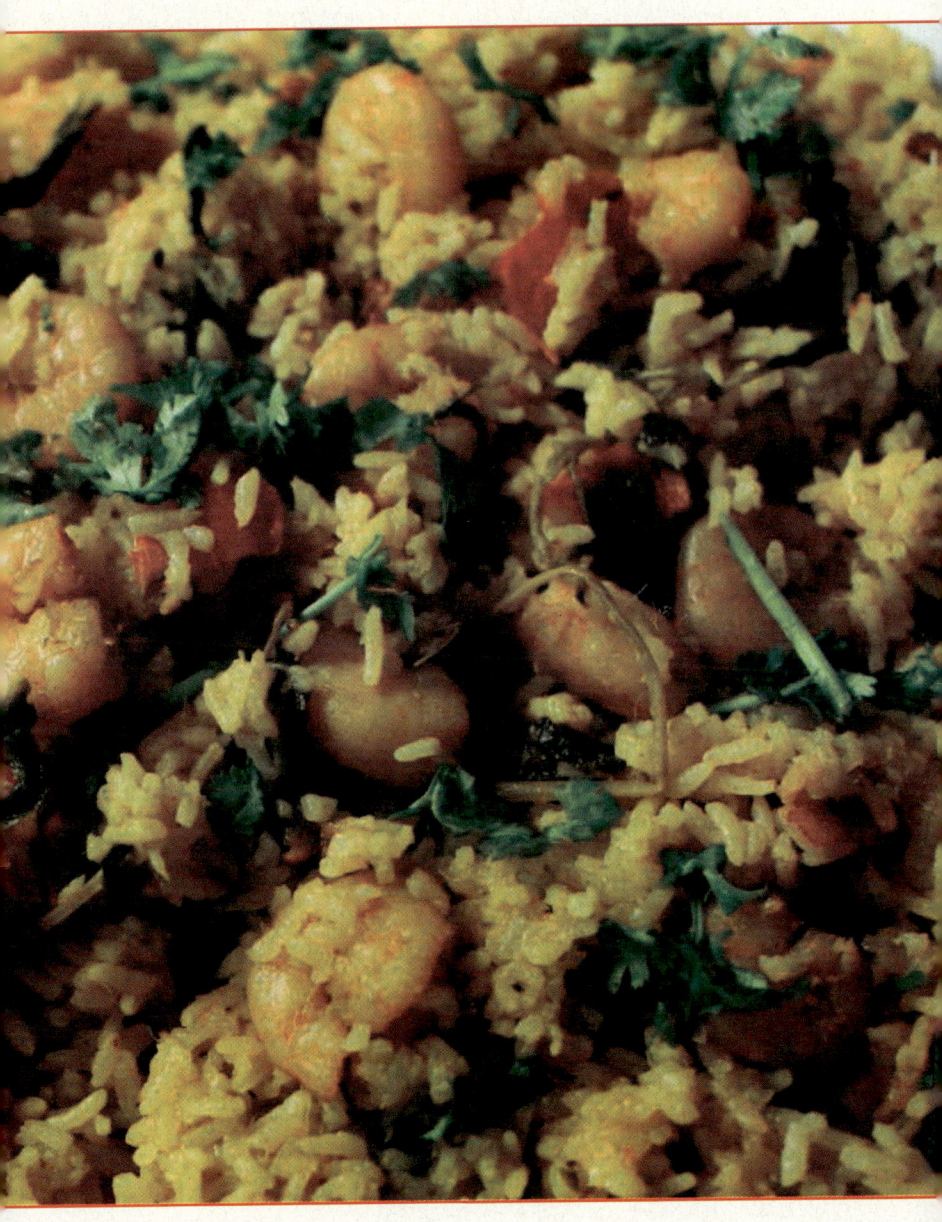

செய்முறை

முதலில் அரிசியைச் சுத்தம் செய்து தண்ணீரில் ½ மணி நேரம் ஊற வைக்கவும். பின்பு அரிசியை நன்றாகக் களைந்து தண்ணீரை வடித்து வைத்துக்கொள்ளவும்.

இறாலை நன்றாகக் கழுவித் தண்ணீரை வடியவிடவும்.

ஒரு பட்டையைத் தனியாக எடுத்துவைத்துவிட்டு மீதிப் பட்டை, கிராம்பு, ஏலக்காயை முதலில் அம்மியில் வைத்து பொடியாக அரைத்துவிடாமல் ரவையாக அரைத்துக்கொண்டு பிறகு அதனுடன் பூண்டை வைத்து ரவையாக அரைத்துக்கொள்ளவும்.

பெரிய வெங்காயம், தக்காளி, கொத்தமல்லி, புதினாவை நறுக்கிக்கொள்ளவும்.

வாணலியில் எண்ணெய், நெய் இரண்டையும் ஊற்றிக் காய்ந்ததும், ஒரு பட்டையை வெடிக்கவிடவும். பிறகு நறுக்கிய வெங்காயத்தைப் போட்டு வதக்கவும். வெங்காயம் வதங்கிய பின் இறாலைப் போட்டு வதக்கவும். பின்பு தக்காளி, பச்சை மிளகாய், இஞ்சி விழுது, அரைத்த பட்டை, பூண்டு விழுது, மிளகு, சீரக விழுது, கொத்தமல்லி, புதினா, மிளகாய்த் தூள் எல்லாவற்றையும் சேர்த்து நன்றாக வதக்கவும். பிறகு அதில் தயிர், உப்பைச் சேர்த்து வதக்கவும். பிறகு எலுமிச்சம்பழச் சாற்றை அதில் பிழிந்து வதக்கவும்.

வதக்கிய பிறகு அதில் - ½ கிலோ அரிசிக்கு 1 கிலோ தண்ணீர் என்ற அளவில் - தண்ணீரைச் சேர்க்கவும். இறால் போட்ட தண்ணீர் கொதித்த பிறகு அரிசியைப் போட்டு கொதிக்கவிடவும். கொதித்த பிறகு தம் கட்டவும். குக்கராக இருந்தால் ஒரு விசில் விட்டு அடுப்பை அணைத்து விடவும். சிறிது நேரம் கழித்து பிரஷர் அடங்கிய பின் குக்கரைத் திறந்து சாதத்தை கிளறவும். பிரியாணி பதமாக இருந்தால் வேறு பாத்திரத்தில் மாற்றி விடவும்.

இறால் பிரியாணி சாப்பிடச் சுவையாக இருக்கும்.

குறிப்பு: அரிசி போடும்போது உப்பைச் சரி பார்த்துப் போடவும்.

நண்டு

1. நண்டு வறுவல்

தேவையானவை

நண்டு	- 1 கிலோ
தக்காளி	- 3
இஞ்சி, பூண்டு விழுது (இரண்டும் சேர்த்து)	- 2 டேபிள்ஸ்பூன்
கறிவேப்பிலை	- 1 கைப்பிடி
மிளகுத் தூள்	- 2 டேபிள்ஸ்பூன்
மிளகாய்த் தூள்	- 2 டேபிள்ஸ்பூன்
மஞ்சள் தூள்	- 1 டீஸ்பூன்
உப்பு	- தேவையான அளவு

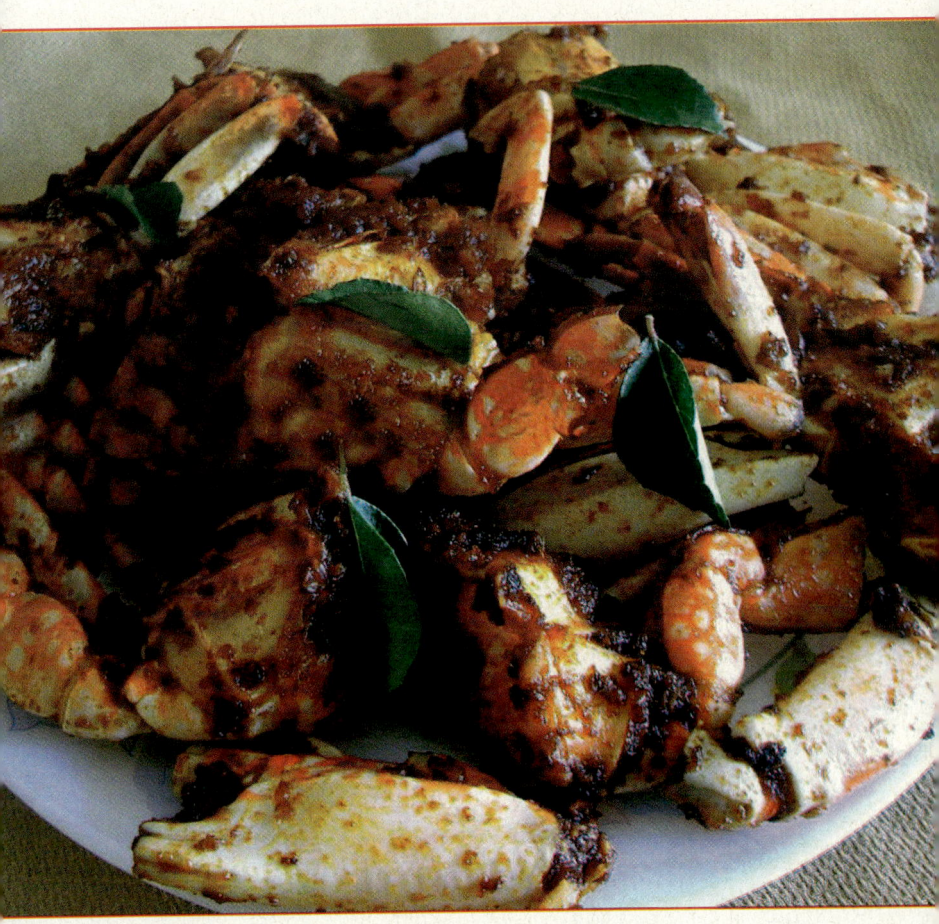

செய்முறை

நண்டைச் சுத்தமாக அலசி எடுத்துக்கொள்ளவும்.

தக்காளி, இஞ்சி - பூண்டு விழுது மிளகாய்த் தூள், மஞ்சள் தூள், மிளகுத் தூள், உப்பு ஆகியவற்றை மிக்ஸியில் நன்றாக அரைத்துக்கொள்ளவும். இந்தக் கலவையில் நண்டைச் சேர்த்துப் பிசிறி வைத்து 5 நிமிடம் ஊறவைக்கவும்.

வாணலியில் எண்ணெய் விட்டுக் காய்ந்ததும் நண்டைப் பொறிக்கவும்.

2. நண்டு ரசம்

தேவையானவை

நண்டு	- ¼ கிலோ
தக்காளி பெரியது	- 1
பூண்டு	- 6 பல்
கொத்தமல்லி, கறிவேப்பிலை (இரண்டும் சேர்த்து)	- 1 கைப்பிடி
புளி (எலுமிச்சம்பழம் அளவு)	- 1 உருண்டை
வர மிளகாய்	- 2
மிளகு, சீரகத் தூள் (இரண்டும் கலந்தது)	- 2 டேபிள் ஸ்பூன்
பெருங்காயத் தூள்	- 1 டீஸ்பூன்
கடுகு, உளுத்தம் பருப்பு (இரண்டும் சேர்த்து)	- 1 டீஸ்பூன்
மஞ்சள் தூள்	- 1 டீஸ்பூன்
உப்பு	- தேவையான அளவு

செய்முறை

நண்டை நன்றாகச் சுத்தம் செய்த பின்பு வயிறு, கால்களைத் தனித்தனியாக வெட்டிக்கொள்ளவும்.

தண்ணீரில் புளியை ஊற வைத்துக் கரைத்துக் கொள்ளவும்.

நண்டு, கால் துண்டு, மஞ்சள் தூள் ஆகியவற்றைக் குக்கரில் போட்டுத் தண்ணீர் ஊற்றி ஒரு விசில் வரும் வரை வேக வைக்கவும்.

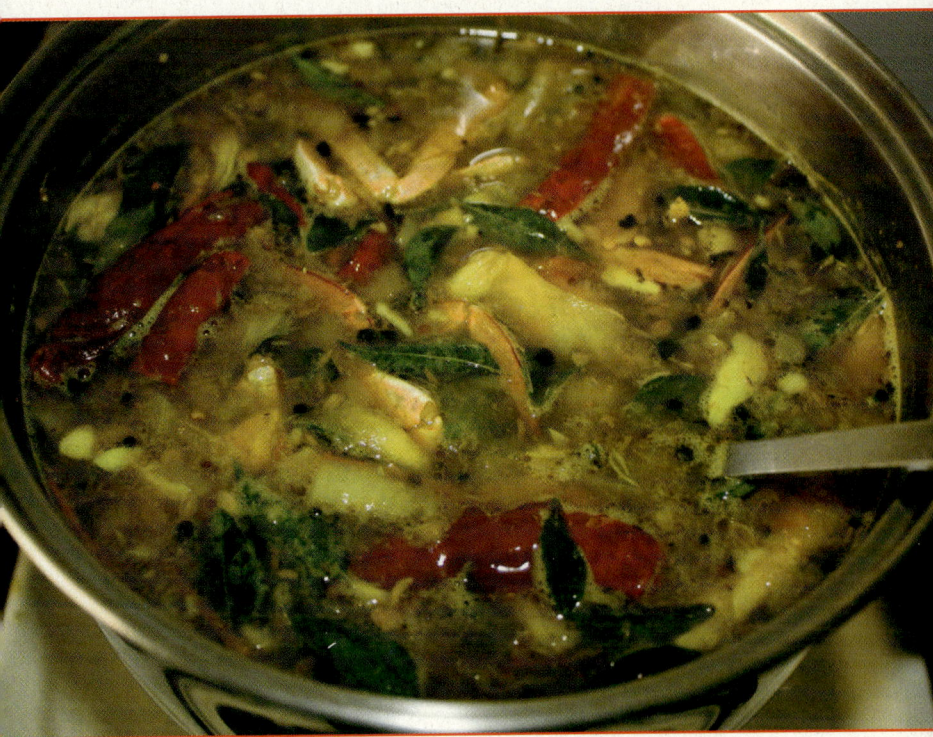

தக்காளி, மிளகு, சீரகத் தூள், பூண்டு, கொத்த மல்லியை மிக்ஸியில் விழுதாக அரைக்காமல் அரைப் பதமாக அரைத்துக்கொள்ளவும்.

பிறகு நண்டு, அரைத்த கலவை இரண்டையும் கலந்துகொள்ளவும். இதனுடன் புளிக் கரைசலைச் சேர்த்து ரசமாக்கிக்கொள்ளவும்.

வாணலியில் எண்ணெயை ஊற்றிக் காய்ந்த பின்பு கடுகு, உளுத்தம்பருப்பு, வர மிளகாய், கறிவேப்பிலை, பெருங்காயத் தூளைப் போட்டு, ரசத்தையும் இதில் ஊற்றி நுரை வரும் வரை கொதிக்க வைத்து இறக்கவும்.

நண்டு ரசம் ரெடி!

3. நண்டு கிரேவி

தேவையானவை

நண்டு	- 1 கிலோ
பெரிய வெங்காயம்	- 4
தக்காளி	- 3
பச்சை மிளகாய்	- 4
கறிவேப்பிலை	- ஒரு கைப்பிடி
தேங்காய் விழுதாக அரைத்தது	- ½ கப்
இஞ்சி, பூண்டு விழுது	- 1 டீஸ்பூன்
மிளகாய்த் தூள்	- 2 டேபிள் ஸ்பூன்
மஞ்சள் தூள்	- ½ டீஸ்பூன்
மிளகு தூள்	- 2 டேபிள்ஸ்பூன்
சோம்பு தூள்	- 1 டீஸ்பூன்
கரம் மசாலா தூள்	- 2 டேபிள்ஸ்பூன்
உப்பு	- தேவையான அளவு

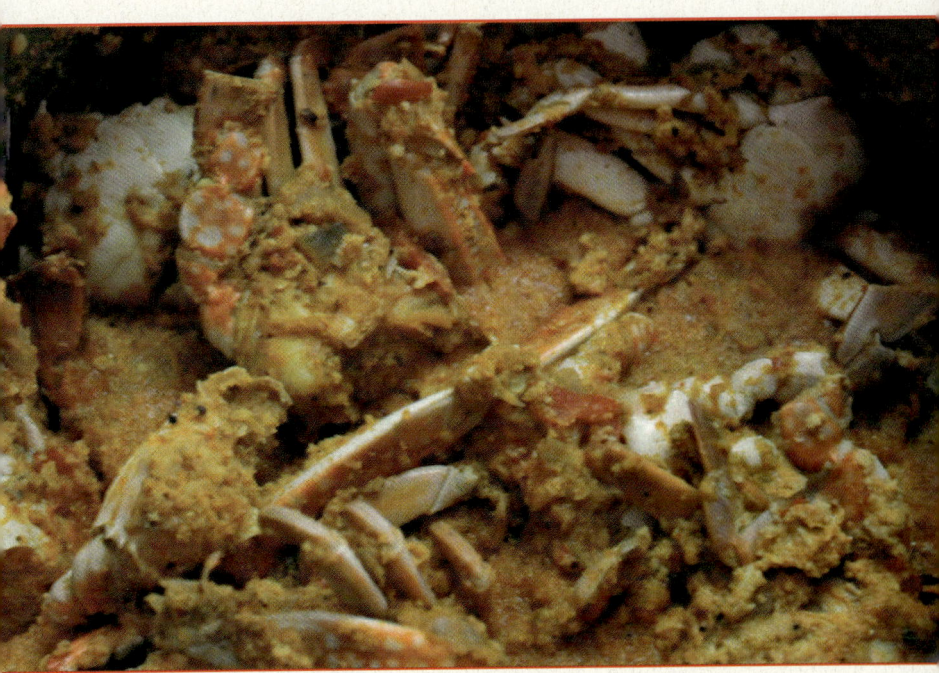

செய்முறை

நண்டைச் சுத்தம் செய்து வயிற்றையும் கால்களையும் துண்டாக்கிக்கொள்ளவும்.

வாணலியில் எண்ணெயை விட்டுக் காய்ந்ததும் வெங்காயம், தக்காளி, பச்சை மிளகாயைப் போட்டு வதக்கவும். பிறகு அதில் நண்டுத் துண்டுகளை போட்டு நன்றாக கிளறவும். பிறகு இஞ்சிப் பூண்டு விழுது, சோம்புத் தூள், மிளகாய்த் தூள், மஞ்சள் தூள், கரம் மசாலாத் தூள், தேங்காய் விழுது, உப்பைச் சேர்த்து வேக வைக்கவும். வெந்த பிறகு மிளகுத் தூள், கறிவேப்பிலையைப் போட்டு இறக்கவும்.

4. நண்டு சூப்

தேவையானவை

நண்டு	- ½ கிலோ
சிறிய வெங்காயம்	- 15
இஞ்சி, பூண்டு விழுது (இரண்டும் சேர்ந்து)	- 3 டேபிள்ஸ்பூன்
கொத்தமல்லி	- 1 கைப்பிடி
மஞ்சள் தூள்	- ½ டீஸ்பூன்
சீரக, மிளகுப் பொடி (இரண்டும் சேர்த்து)	- 1 டேபிள்ஸ்பூன்
எண்ணெய், உப்பு	- தேவையான அளவு

செய்முறை

நண்டைச் சுத்தம் செய்து உடலையும், கால்களையும் தனித்தனியாக வெட்டிக்கொள்ளவும். சின்ன வெங்காயத்தைச் சிறு துண்டுகளாக நறுக்கிக்கொள்ளவும்.

வாணலியில் எண்ணெயை ஊற்றிக் காய்ந்தவுடன் வெங்காயம், இஞ்சிப் பூண்டு விழுது, நண்டுத் துண்டுகள், மஞ்சள் தூள், உப்பைச் சேர்த்து வாசனை வரும் வரை வதக்கவும். ஒரு குக்கரில் தண்ணீர் ஊற்றி வதங்கிய நண்டை அதில் போட்டு இரண்டு விசில் வரும் வரை சமைக்கவும். நண்டு வெந்ததும் அதில் சீரகத் தூள், மிளகுத் தூள், கொத்தமல்லியைப் போட்டு இறக்கவும்.

குறிப்பு: தீராத சளித் தொந்தரவு உள்ள குழந்தைகளுக்கு நண்டு சூப் கொடுத்தால் மிகவும் நல்லது.

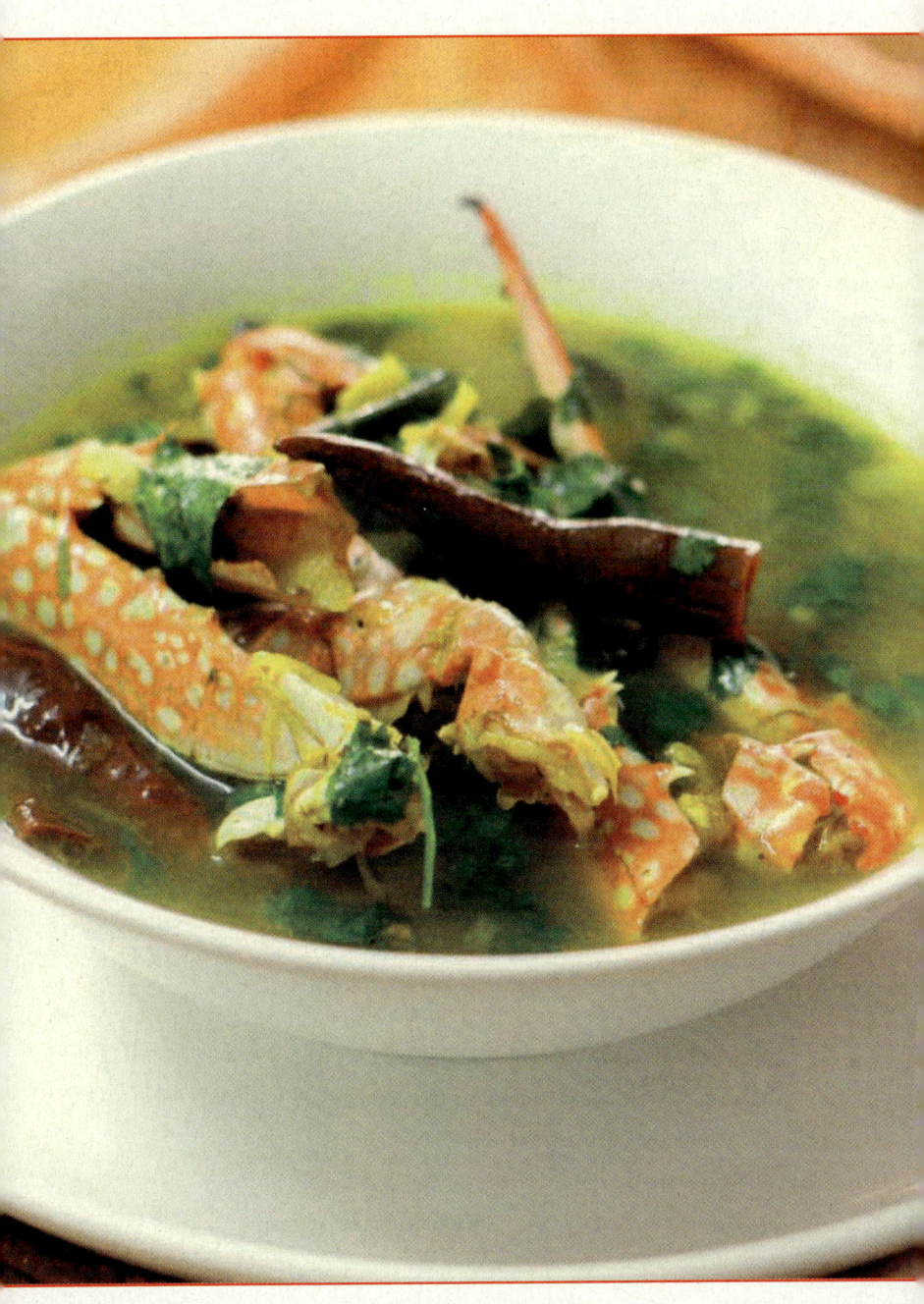

5. நண்டு பொறியல்

தேவையானவை

நண்டு	- 1 கிலோ
பெரிய வெங்காயம்	- 4
தக்காளி	- 2
பச்சை மிளகாய்	- 4
பூண்டு	- 8 பல்
கறிவேப்பிலை	- 1 கைப்பிடி
மிளகாய்த் தூள்	- 2 டீஸ்பூன்
மிளகு, சீரகத் தூள் (இரண்டையும் சேர்த்து அரைத்தது)	- 1 டேபிள்ஸ்பூன்
மஞ்சள் தூள்	- ¼ டீஸ்பூன்
எண்ணெய், உப்பு	- தேவையான அளவு

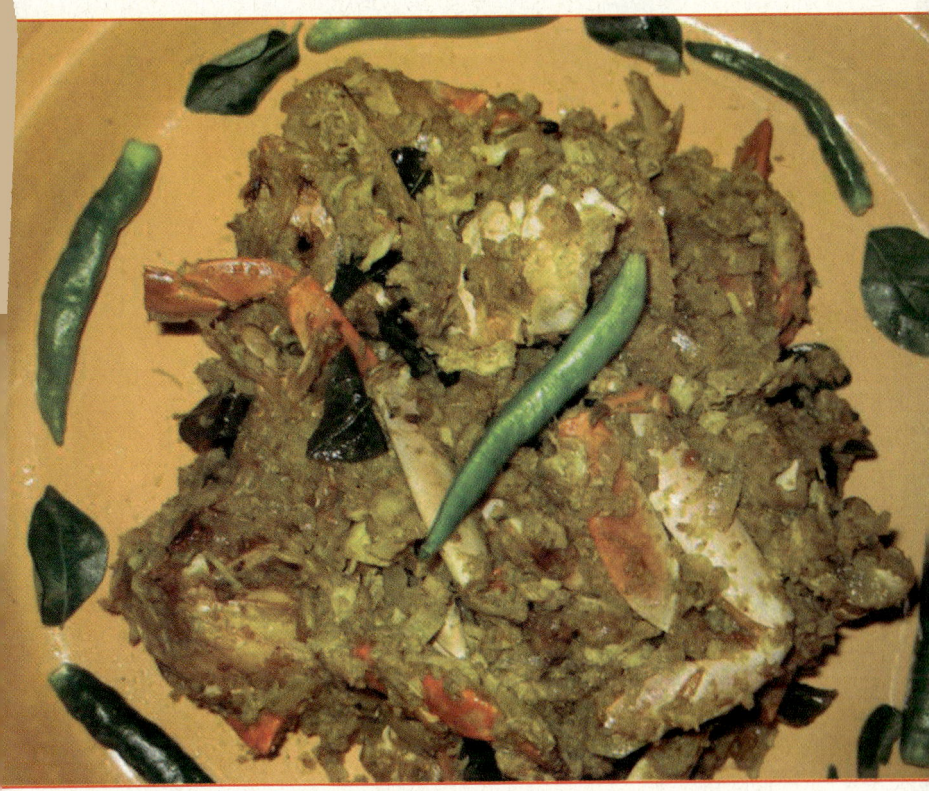

செய்முறை

நண்டைச் சுத்தம் செய்து உடலையும், கால்களையும் தனித்தனியாக வெட்டிக்கொள்ளவும். பூண்டை விழுதாக அரைத்துக்கொள்ளவும்.

வாணலியில் எண்ணெயை ஊற்றிக் காய்ந்ததும் அதில் வெங்காயம், தக்காளி, பச்சை மிளகாயைப் போட்டு நன்றாக வதக்கிக்கொள்ளவும். பிறகு நண்டுத் துண்டுகளைப் போட்டு நன்றாக கிளறிய பிறகு மிளகாய்த் தூள், மஞ்சள் தூள், பூண்டு விழுது, உப்பைப் போட்டு நன்றாக வேக வைக்கவும். நண்டு வெந்த பிறகு மிளகுத் தூள், சீரகத் தூள் கறிவேப்பிலையைப் போட்டு நன்றாக கிளறிவிட்டு இறக்கவும். பின்பு சூடாகப் பரிமாறவும்.